Detox

Fatburner Rezepte

von

Katharina Kimmich

Inhaltsverzeichnis

Grill-Hähnchenspieße

für 2 Portionen:

- 350 g ausgelöste Hühnerkeulen
- 1/2 EL Fenchelsaat
- 1/2 EL Koriandersaat
- 1/3 TL Kümmelsaat
- 2 Pimentkörner
- 1 getrocknete Chilischoten
- 1Stücke Langer Pfeffer
- 1/2 TL grobes Meersalz
- 1/2 TL brauner Zucker
- 1/2 EL edelsüßes Paprikapulver
- 1/2 EL getrockneter Oregano
- 1/2 EL getrockneter Thymian
- 1/4 TL gemahlener Macis
- 1/3 TL Knoblauchpulver
- 1 rote Zwiebel
- 1 rote Spitzpaprika
- 3 Holzspieße

1. Für die Trockenmarinade (Dry rub) rösten Sie Fenchel-, Korianderund Kümmelsaat, Piment, Chili und langen Pfeffer in einer Pfanne ohne Fett an, bis die Gewürze zu duften beginnen.
2. Lassen Sie diese Abkühlen und mahlen Sie alles mit zusätzlich dem Meersalz, Zucker, Paprikapulver, Oregano, Thymian, Macis und Knoblauch im Mörser sehr fein.
3. Vierteln Sie als nächstes die Zwiebeln längs, putzen Sie die Paprika, halbieren Sie diese längs, entkernen und in Stücke schneiden.
4. Nun schneiden Sie das Fleisch in ca. drei cm große Würfel und vermengen es mit der Hälfte des Dry rubs. Stecken Sie jetzt das Fleisch und das Gemüse abwechselnd auf 12 Spieße, geben Sie diese auf den heißen Grill und grillen Sie die Spieße für 12–15 Minuten von allen Seiten an.
5. Servieren Sie die Hähnchenspieße mit der BBQ-Sauce.

Crepes mit Pistazien und Ahornsirup

für 4 Portionen:

- 2 Eier
- 125g Mehl
- 250 ml fettarme Milch
- 1 El Zucker
- 1/2 Päckchen Vanillezucker
- 75 g gehackte Pistazien
- 1 Prise Salz
- 2-3 El Butter
- Ahornsirup zum Bestreichen
- gehackte Pistazien zum Garnieren

1. Die Eier trennen
2. Das Mehl mit Eigelb, fettarmer Milch, Zucker, Vanillezucker & gehackten Pistazien zu einem glatten Teig verarbeiten und abgedeckt ca. 20 Minuten ruhen lassen
3. Anschließend das Eiweiß mit 1 Prise Salz steif schlagen und unter den Teig heben
4. In 2-3 El Butter nacheinander in einer Pfanne 8 dünne Crepes backen
5. Die fertigen Crepes mit Ahornsirup bestreichen und mit gehackten Pistazien garnieren

Low Carb Brot

für 1 Brotlaib:

- 4 Eier
- 1 TL Natron
- 200 g Joghurt
- 60 ml Olivenöl
- 500 g gemahlene Walnüsse
- 1 TL Meersalz

1. Verrühren Sie bitte Eier, Olivenöl, Natron, Meersalz und Joghurt.
2. Fügen Sie dann die Walnüsse hinzufügen und verarbeiten alles zu einem gleichmäßigen Teig.
3. Legen Sie eine Kastenform (mindestens 25 cm) mit Backpapier aus und befüllen diese mit dem Teig.
4. Stellen Sie die Form in den Ofen und backen Sie das Brot 65 Minuten bei 175°C Heißluft.
5. Heizen Sie den Ofen nicht vor!
6. Legen Sie das Brot nach dem Backen zum Auskühlen sofort auf ein Gitter.

Avocadoaufstrich

für 2 Portionen:

- 1 reife Avocado (ca. 100 g)
- 1 Knoblauchzehe
- 1 Tomate
- 1 Limette (Bioqualität)
- 75 g Jogurth
- Salz und scharfes Paprikagewürz

1. Halbieren Sie mit einem großen, scharfen Messer die Avocado der Länge nach und entfernen sie deren Kern (aufheben!). Nun schaben Sie mit einem Löffel das Fruchtfleisch heraus und geben es in eine Schüssel.
2. Zerdrücken Sie das Fruchtfleisch der Avocado mit einer Gabel.
3. Waschen Sie nun die Tomaten und trocknen Sie diese kurz ab. Schneiden Sie die Stiele und Kerne heraus und würfeln Sie das Fruchtfleisch fein.
4. Schälen Sie den Knoblauch und drücken Sie die Zehen durch eine Knoblauchpresse.
5. Waschen Sie die Limette mir heißem Wasser ab und reiben Sie diese trocken. Nun reiben Sie die Schale ab und halbieren anschließen die Frucht und pressen diese aus.
6. Geben Sie nun alle Zutaten in eine Schüssel und vermengen Sie alles gründlich. Kurz abschmecken und ggf. mit Salz und Pfeffer nachwürzen.
7. Um ein Verfärben des Dips bis zum Verzehr zu verhindern geben Sie den Kern jetzt mit in den Dip. Erst vor dem Servieren wieder herausnehmen. So behält der Dip seine Farbe.

Detox Fatburner

Grundrezept für den Low Carb Pizzateig

- 40 Gramm Kokosmehl
- 1 Stück Vollei
- 2 Stück Eiklar
- Salz und Pfeffer
- Oregano

Zutaten für die Quiche:

- 1 kleiner Blumenkohl
- 1 kleine Knolle Fenchel
- 200 Gramm frische, braune Champignons
- 1 große Karotte (ca. 150 Gramm)
- 1 große, rote Spitzpaprika
- 150 Gramm Pak Choi
- 80 Gramm Porree
- 100 Gramm Ziegenfrischkäse
- 4 große Eier
- 70 Gramm Schmand
- 200 Gramm geriebenen Mozzarella
- 120 Gramm geräucherten Bauchspeck vom Schwein
- 4 Blätter Zimmerknoblauch
- 1 Teelöffel Suppengewürz
- 1-2 Esslöffel Sojaöl

Zubereitung Pizzaboden:

1. Das Kokosmehl, die Eier und die Gewürze mit 2 Esslöffel Wasser zu einem Teig verrühren.
2. Danach den Teigs in eine beschichtete Pfanne ohne Fett hineindrücken. Anschließend den Deckel schließen und bei mittlerer Hitze den Pizzaboden ca. 3 Minuten backen.
3. Danach den Teig vorsichtig mit einem Pfannenwender drehen und nochmal mit geschlossenem Deckel ca. 1 Minute bei mittlerer Hitze backen.

Zubereitung Quiche::

1. Den Blumenkohl gründlich waschen und in kleine Rösschen teilen. Anschließend in ausreichend Salzwasser den bissfest garen. Anschließend in einem Sieb sehr gut abtropfen lassen.
2. Den Backofen auf 170 Grad Umluft vorheizen.
3. Die frischen Champignons mit einem Pinsel von leichten Verunreinigungen befreien und in dünne Scheiben schneiden. Die Karotte schälen und ebenfalls in dünne Scheiben schneiden. Die Spitzpaprika kreisrund vom Strunk befreien und in kleine Stücke teilen. Den Porree gründlich waschen und vom Ende her in dünne Scheiben schneiden. Blätter und Stiele des Pak Choi voneinander trennen und beides in kleine Stücke schneiden. Zuletzt noch den Bauchspeck in kleine Würfel schneiden.
4. In einer beschichteten Pfanne 1 EL Sojaöl erhitzen und anschließend das geschnittene Gemüse und den feinen Bauchspeck kurz darin anbraten. Mit dem Suppengewürz und dem Zimmerknoblauch würzen und in eine große Schüssel geben.
5. Die Springform mit Backpapier auslegen und am Rand umschlagen. Den Pizzaboden in die Springform legen.
6. Den Blumenkohl mit dem übrigen Gemüse und dem Bauchspeck in der Schüssel vermengen und kurz beiseite stellen. In der Zwischenzeit in einem Mixbecher den Ziegenfrischkäse, den Schmand, die Eier, etwas Salz und 120 Gramm Mozzarella vermischen. Das Gemüse nun in die Springform füllen und den Käse-Schmand Sud über das Gemüse ausschütten. Den restlichen Mozzarella oben drauf verteilen.
7. Für ca. 20 bis 25 Minuten kommt die Springform nun auf die unterste Schiene im Backofen. Um ein Austrocken zu verhindern, kann man die letzten 10 bis 15 Minuten die Springform mit Alufolie abdecken. Nach der Backzeit von max. 25 Minuten den Ofen ausschalten und die Quiche bei geschlossener Türe noch mindestens 10 Minuten im Ofen stehen lassen.

8. Danach kann die Quiche in Stücke geschnitten und serviert werden.

Avocadosalat mit Hähnchen

für 2 Portionen:

- 2 Hähnchenbrustfilets
- 3 EL Öl
- 150 g Vollmilchjoghurt
- 3-4 EL Zitronensaft
- 1/2-1 TL unbehandelte Zitronenschale
- 2 Römersalatherzen
- 2 mittelgroße Möhren
- 1 Avocado (ca. 150 g)
- Xucker
- edelsüßes Paprikapulver
- Salz & Pfeffer

1. Würzen Sie die Hähnchenbrustfilets mit Salz, Pfeffer und edelsüßem Paprikapulver.
2. In einer Pfanne erhitzen Sie das Öl und braten Sie die Filets bei schwacher bis mittlerer Hitze von beiden Seiten je 7-8 Min. an.
3. Nehmen Sie diese anschließend aus der Pfanne und schneiden Sie die Filets in dünne Scheiben.
4. Inzwischen rühren Sie den Vollmilchjoghurt mit 2 EL Zitronensaft und der unbehandelten Zitronenschale glatt und würzen Sie dieses mit Salz, Pfeffer und etwas Xucker.
5. Nun putzen Sie bitte die Römersalatherzen, waschen und schneiden Sie diese in Stücke. Schälen Sie anschließend die Möhren. Diese halbieren Sie der Länge nach und schneiden diese schräg in dünne Scheiben.
6. Die Avocado bitte ebenfalls schälen, halbieren. Entfernen Sie den Stein der Avocado und schneiden Sie das Fruchtfleisch in feine Streifen.
7. Beträufeln Sie diese sofort mit 2 EL Zitronensaft.
8. Richten Sie jetzt die Möhren, Römersalat, Hähnchen und Avocado auf 2 Tellern an und beträufeln Sie alles mit dem Zitronenjoghurt beträufeln.

Griechischer Salat im Glas mit luftigem Fladenbrot

für 4 Portionen

Zutaten für das Fladenbrot

- 100 Gramm Frischkäse, 0,2%
- 3 Eier, M
- 1 Esslöffel Flohsamenschalenpulver
- 1 Esslöffel Backpulver
- 50 Gramm geriebenen Käse
- Heller Sesam
- Chia-Samen
- 1 Prise Salz
- Etwas Öl

Zutaten für den griechischen Salat:

- 4 Esslöffel Olivenöl
- 8 Esslöffel Essig
- 4 Esslöffel Zitronensaft
- Meersalz
- Pfeffer aus der Mühle
- 2 Bio-Salatgurken
- 2 kleine gelbe Paprika
- 240 Gramm Feta Käse aus Schafsmilch
- 2 kleine rote Zwiebeln
- 4 kleine Zucchini
- 150 Gramm schwarze Oliven ohne Kern

Zubereitung Fladenbrot

1. Den Backofen auf 150 Grad Celsius Umluft vorheizen und 1 Backblech mit Backpapier auslegen.
2. Die Eier in zwei getrennte Schüssel trennen, dann das Eiweiß steif schlagen. Den Frischkäse, das Flohsamenschalenpulver und das Backpulver nacheinander zu dem Eigelb geben und gut vermischen, anschließend gut salzen. Danach der gut vermischten Menge den geriebenen Käse unterrühren und anschließend vorsichtig und mit viel Ruhe das steife Eiweiß unterheben. Je vorsichtiger dieser Vorgang abläuft, umso luftiger wird das Fladenbrot.
3. Das Backpapier mit einem Küchentuch abreiben und mit einem Tropfen Öl einreiben. (nur ganz wenig), damit die Fladenbrote nach dem Backen nicht kleben.
4. Die Teigmasse in 4 gleichgroße Fladenbrote auf dem Backblech verteilen und dabei ca 1 cm Höhe der Brote einhalten. Danach die rohen Teigbrote mit Sesam oder/und Chia-Samen oder anderen Körnern bestreuen.
5. Die Fladenbrote für ca. 25 Minuten im vorgeheizten Backofen garen und dabei immer im Auge behalten. Wenn die Fladenbrote anfangen braun zu werden, dann aus dem Ofen nehmen und abkühlen lassen.

Zubereitung griechischen Salat:

1. Zuerst die vier Gläser heiß abspülen und gut abtrocknen lassen. Dann wird das Dressing zubereitet: 2 Esslöffel Wasser, mit dem Olivenöl, das Essig und den Zitronensaft vermischen. Mit Salz und Pfeffer kräftig abschmecken.
2. Die Gurken waschen und in kleine Würfel schneiden. Die Paprika waschen, entkernen und ebenfalls in kleine Stücke schneiden. Den Feta würfeln und die roten Zwiebeln schälen und in feine Streifen schneiden. Die Zucchini waschen und mit einem Spiralschneider zu Spiralnudeln verarbeiten.
3. Das Dressing kommt zuerst zu gleichen Teilen in die Gläser, dann die Gurke, Paprika, Oliven und die roten Zwiebeln in gleichen Teilen aufschichten. Mit Feta und den Zucchininudeln abschließen und das Glas verschließen. Bis zum Verzehr kühl stellen, das ist auch gut, damit das Dressing gut durchziehen kann. Danach den Glasinhalt zum Servieren auf einen tiefen Teller stürzen und nochmal mit dem Meersalz und Pfeffer aus der Mühle abschmecken. Dazu das ofenwarme Fladenbrot servieren.

Spiegelei mit grünem Spargel

für 2 Personen:

- 200 g grüner Spargel
- 2 Eier
- frische Kresse
- 2 TL Butter
- Muskat
- Salz und Pfeffer (Mühle)

1. Bitte schälen Sie den grünen Spargel bei Bedarf und schneiden Sie von jedem Ende 2 3 cm ab.
2. Binden Sie nun in zwei gleichmäßige Bündel mit Küchengarn zusammen.
3. Bringen Sie etwas Wasser zu Kochen. Die Wassermenge sollte grade so viel sein, dass der Spargel gerade mit Wasser umgeben ist.
4. Geben Sie Salz, etwas Zucker und Butter dazu und Sie den Spargel für ca.8 10 Minuten kochen.
5. Geben Sie 1 TL Öl in eine Pfanne und braten darin zwei Spiegeleier an. Heben Sie nun bitte den Spargel mit einer Schaumkelle aus dem Wasser und richten Diesen auf den Tellern an. Geben Sie die Spiegeleier dazu und würzen alles mit Muskat, Salz, Pfeffer und frisch geschnittener Kresse.

Quark mit Frühlingszwiebeln

für 2 Portionen

- 2 Stangen Frühlingszwiebel
- 1 Paprika
- 250 g Magerquark
- ¼ Salatgurke

1. Waschen Sie die Stange der Frühlingszwiebel mit Wasser ab und schneiden Sie diese dann in dünne Stücke.
2. Waschen und dritteln Sie die Paprika. Diese anschließend entkernen und in feine Würfel schneiden.
3. Das vierter der Salatgurke schälen und in feine Stücke schneiden.
4. Die zubereiteten Zutaten in eine Schüssel geben.
5. Den Quark zugeben und alles gut vermengen.
6. Mit etwas Salz würzen.

Detox Fatburner

Gefüllter Hokkaido Kürbis mit Tofu

für 4 Portionen

- 2 mittelgroße Hokkaido Kürbisse a 1,2 kg
- 4 Esslöffel Olivenöl
- 2 Zwiebeln
- 600 Gramm Tofu
- 600 Gramm frischer Spinat (alternativ TK Ware)
- 14 EL Hafer Cuisine (Alternativ andere Pflanzensahne)
- 4 Esslöffel Senf
- Muskatnuss
- Salz & Pfeffer

Zutaten für das Topping:

- 4 kleine Karotten
- 2 Frühlingszwiebeln
- 2 Teelöffel Olivenöl
- 4 Teelöffel schwarzer Sesam
- 2 Bund Oregano

1. Backofen auf 200 Grad Umluft vorheizen
2. Die Kürbisse halbieren und die Kerne mit einem Löffel herauskratzen. Das Kürbisfleisch innen mit jeweils 1 Esslöffel Öl bestreichen und die Hälften mit der offenen Seite nach oben auf ein Backblech setzen. Im vorgeheizten Backofen für ca. 20 bis 30 Minuten weich garen.
3. Die Zwiebeln schälen und in kleine Würfel schneiden. In einer Pfanne mit 1 Esslöffel Olivenöl andünsten. Den Tofu in ca. 1 cm große Würfel schneiden und zur Zwiebel geben. Alles bei starker Hitze rundherum für ca. 7 Minuten hellbraun anbraten.
4. Den Spinat entweder waschen und in kleine Stücke schneiden, in einem Topf erhitzen oder bei Tiefkühlware den Spinat nach Packungsanleitung erhitzen. Die Tofu-Zwiebel-Mischung mit Hafer Cuisine und dem Senf dazugeben. Mit Muskat, Pfeffer und Salz kräftig abschmecken.
5. Die Füllung in die Kürbishälften verteilen und für ca. 10 Minuten im Ofen auf der mittleren Schiene überbacken.
6. Die Karotten in Scheiben schneiden und die Frühlingszwiebeln in feine Ringe schneiden. In einer Pfanne etwas Olivenöl erhitzen und die Karotten mit den Frühlingszwiebeln darin andünsten. Die schwarzen Sesamsamen kurz mitrösten. Das Oregano grob hacken und alle Zutaten über die Kürbishälften streuen.
7. Für das Dressing den Orangensaft, den Joghurt, die Mayonnaise, die Sojasauce, den Curry und das Tabasco in einem Schälchen mit einer Gabel verquirlen. Die Korianderblättchen unterziehen.
8. In einer beschichteten Pfanne das Öl erhitzen. Je 4 Garnelen auf einen Holzspieß ziehen und im heißen Öl unter regelmäßigen Wenden für ca. 3 Minuten pro Seite braten. Anschließend mit Salz und Pfeffer würzen.
9. Den Feldsalat und die Petersilienblätter auf Tellern anrichten. Die Kichererbsen und die Mangostücke darauf verteilen und das Dressing gleichmäßig drüber geben. Die Garnelenspieße auf dem Salat anrichten.

Rührei mit Lachs

für 4 Portionen:

- 8 Eier
- 2 EL Sojasauce
- Salz
- Cayennepfeffer
- 2 El frisch gehackter Dill
- 200 g geräucherter Lachs
- 3 Frühlingszwiebeln
- 3 EL Öl
- Korianderblättchen zum Garnieren

1. Eier mit Sojasauce, etwas Salz, Cayennepfeffer und Dill verquirlen
2. Frühlingszwiebeln waschen, trocknen, putzen und in Ringe schneiden
3. Lachs in Streifen schneiden
4. Öl in einer Pfanne erhitzen und die Frühlingszwiebeln darin andünsten
5. Die verquirlten Eier und die Lachsstreifen hinzufügen und alles garen, bis die Eier zu stocken beginnen
6. Das Rührei mit Korianderblättchen garniert servieren
7. Dazu Vollkornbrot mit Butter reichen

Paprika gefüllt mit Rinderhackfleisch

für 2 Personen

- 250 g Rinderhack
- 4 Paprika
- 4 Tomaten
- ½ kleine rote Chilischote
- ½ Stück Ingwer
- 1 Knoblauchzehe
- 1 EL Olivenöl
- 35 ml Tomatensaft
- 65 ml Gemüsebrühe
- 50 g Schafskäse
- ½ TL getrocknete Kräuter der Provence
- 1 Lauchzwiebel
- Salz und schwarzer Pfeffer

1. Waschen Sie die Paprikas. Putzen Sie die Paprika und schneiden Sie das obere Ende ab.
2. Waschen und halbieren Sie die Tomaten.
3. Danach setzen Sie Paprikaschoten mit der Öffnung nach oben in eine Auflaufform. Freie Stellen oder auch Lücken können Sie mit den Tomatenhälften füllen. Jetzt hacken Sie das Chili, den Ingwer sowie den Knoblauch in kleine Stücke.
4. Heizen Sie nun Ihren Backofen auf 200 Grad vor.
5. Erhitzen Sie bitte das Öl in einer großen Pfanne und schwitzen darin Chili, Ingwer und Knoblauch an. Geben Sie nun das Rinderhackfleisch dazu, braten Sie es unter Rühren krümelig an und salzen Sie es.
6. Den Tomatensaft und die Brühe verteilen Sie bitte über den Paprikahälften und den Tomaten. Das Hackfleisch geben Sie darüber und streuen den Schafsläse drauf.
7. Nun können Sie es mit den getrockneten Kräutern würzen und etwas pfeffern.
8. Bei 200 Grad backen Sie es ca. 20 Minuten und dann schalten Sie den Ofen aus, um den Auflauf weitere 10 Minuten ziehen lassen.
9. In der Zwischenzeit können Sie bitte die Lauchzwiebeln waschen, putzen, in feine Ringe schneiden und direkt über den frisch gebackenen Auflauf streuen.

Zitronen Hühnchen

für 2 Portionen:

- 600 g Huhn
- 1 unbehandelte Zitrone
- 500 g grüne Bohnen
- 250 g Tomaten
- 1 Zweig frischen Rosmarin
- 2 Zweige frischen Thymian
- 1 Zehe geriebenen Knoblauch
- 1 TL Salz und 1 TL Pfeffer (aus der Mühle)

1. Bevor es los geht heizen Sie bitte den Ofen auf 200 Grad vor.
2. Das Huhn gründlich waschen, mit einem scharfen Messer am Rücken aufschneiden und mit der Brustseite nach oben auf ein Backblech mit Backpapier legen
3. Es muss kräftig flach gedrückt werden.
4. Jetzt die Zitronenschale reiben, eine halbe Zitrone davon wird auspresst und Kräuter klein schneiden.
5. Den Zitronensaft, die Schale, die kleinen Kräuter, etwas Salz und Pfeffer und den geriebenen Knoblauch gut miteinander verrühren.
6. Die Haut vom Huhn ein wenig anheben und die Zitronenmarinade gut darunter verteilen, aber immer darauf achten das die Haut nicht verletzt wird.
7. Das ganze kommt jetzt für 30 Minuten auf die mittlere Schiene im Ofen.
8. Währenddessen die Tomaten leicht anstechen, die Bohnen gründlich putzen und nach den 30 Minuten um das Huhn auf das Backpapier geben.
9. Nach weiteren 30 Minuten kann es aus dem Ofen genommen und angerichtet werden.

Scharfe Gazpacho Suppe mit Bohnen

für 4 Personen

- 1000 Gramm Tomaten aus der Dose in kleinen Stücken
- 4 kleine rote Zwiebeln
- 4 Knoblauchzehen
- 4 Limetten
- 2 rote Chillischoten
- 400 Gramm weiße Bohnen aus dem Glas
- 4 EL Olivenöl
- 2 TL Kreuzkümmel
- 2 TL Paprika, rosenscharf
- 1 TL Cayennepfeffer
- Meersalz

1. Die Tomaten aus der Dose in einen großen Topf geben. Danach die Zwiebeln schälen und in kleine Würfel schneiden.
2. Danach den Knoblauch schälen und dann in der Knoblauchpresse ausdrücken.
3. Die Limetten halbieren und den Saft auspressen. Die Chilischoten halbieren, entkernen und in kleine Stücke hacken.
4. Danach alles in den Topf geben und verrühren. Anschließend das Olivenöl, den Kümmel, das Paprika, den Cayennepfeffer und nach Geschmack das Salz in die Suppe hinzugeben und alles gut verrühren. Die Bohnen in ein Sieb geben und gründlich unter fließendem Wasser abspülen.
5. Danach zur Suppe geben und erneut gut verrühren. Die Gazpacho kann nach Belieben mit Salz und Pfeffer abgeschmeckt werden. Wer will, kann noch nach Geschmack Kräuter hinzufügen.

Gemüsesalat mit Salzzitrone

für 4 Portionen:

- 3 grüne Paprikaschoten
- 2 Auberginen
- 2 Eier
- 1 El Obstessig
- Salz
- 150 ml Pflanzenöl
- 1/2 eingelegte Salzzitrone
- 150g grüne Oliven ohne Stein
- 2 El Olivenöl
- Saft von 1 Zitrone
- Pfeffer
- 1 El frisch gehackte Petersilie

1. Backofen auf 180°C (Umluft 160°C) vorheizen
2. Paprikaschoten waschen, trocknen und im Ofen 20 Minuten backen, bis die Schale schwarz wird und Blasen wirft
3. Paprika herausnehmen, abkühlen lassen, schälen, die Kerne entfernen und die Schoten in Stücke schneiden
4. Auberginen waschen, trocknen, putzen und in etwa 1 cm große Würfel schneiden
5. Die Eier trennen, Eiweiß verquirlen und mit dem Essig und 1/2 Tl Salz mischen
6. Die Auberginen in dieser Mischung wenden und im heißen Pflanzenöl ausbacken
7. Aus der Pfanne nehmen und abtropfen lassen
8. Die Salzzitrone schälen, die Schale waschen, trocknen und fein würfeln
9. Das Gemüse mit Zitronenschale und Oliven mischen
10. Aus Olivenöl, Zitronensaft, Salz und Pfeffer ein Dressing rühren und über den Salat geben
11. Mit Petersilie bestreut servieren

Käsecreme fürs Brot

- 100 g Frischkäse
- 100 g Hüttenkäse
- 50 g Käse (Bsp. Harzer Roller)
- 2 Zehen Knoblauch
- Paprikapulver
- 1 EL Tomatenmark
- Salz

1. Geben Sie den Frischkäse und den Hüttenkäse in eine Schüssel.
2. Zerkleinern Sie den Harzer Roller und geben Sie ihn mit in die Schüssel.
3. Den Knoblauch schälen und in die Schüssel zu geben.
4. Kurz pürieren.
5. Alle weiteren Zutaten zugeben und zu einer sämigen Masse pürieren.

Sizilianischer Hühnertopf mit zweierlei Bohnen

für 4 Portionen

- 600 Gramm feste Rispentomaten
- 2 Knoblauchzehen
- 6 Teelöffel Olivenöl
- 2 Teelöffel Tomatenmark
- 4 Zweige Basilikum
- 700 Gramm grüne Bohnen, frisch
- 1 Dose weiße Bohnen, 125 Gramm
- 500 Gramm Hähnchenbrustfilet
- 1 Mozzarella
- 40 Gramm geriebener Parmesan

1. Den Backofen auf 200 Grad Umluft vorheizen.
2. Die Tomaten waschen und grob würfen, dann den Knoblauch schälen und sehr fein würfeln. Beides in einem Topf mit 1 Esslöffel Öl anschwitzen und anschließend das Tomatenmark unterrühren. Alles kurz anbraten, dann die frischen Tomaten dazugeben und alles im offenen Topf bei mittlerer Temperatur für ca. 20 Minuten köcheln lassen. Mit Salz und Pfeffer abschmecken und das grob gehackte Basilikum unterrühren.
3. Die grünen Bohnen abspülen und gut putzen. Anschließend in kochendem Salzwasser für ca. 6 bis 8 Minuten auf höchster Stufe garen, so dass sie noch knackig sind. Abgießen und abtropfen lassen. Die weißen Bohnen in ein Sieb gießen, abspülen und auch abtropfen lassen. Das Hähnchenbrustfilet abspülen unter kaltem Wasser, mit einem Küchentuch trocken tupfen und in 4-6 gleichgroße Stücke schneiden. In einer großen Pfanne das restliche Olivenöl erhitzen und das Fleisch daran auf jeder Seite kurz aber scharf anbraten bis es schön gebräunt ist. Mit Salz und Pfeffer würzen.
4. Die Hähnchenbrust und beide Bohnensorten in einer flachen Auflaufform gleichmäßig verteilen und die Tomatensauce darüber verteilen. Den Mozzarella fein mit den Händen zerzupfen, mit dem Parmesan bestreuen und als Abschluss oben drauf schichten. Alles im vorgeheizten Backofen für 15 bis 20 Minuten überbacken.

Schinken mit cremigem Gemüse

für 2 Portionen:

- 1 EL grüner Pfeffer (Körner)
- 1 EL gelber Pfeffer (Körner)
- 1 gekackte Zwiebel
- 1 EL Sellerie
- 1 EL gehackte Karotte
- 1 EL Butter
- 1/2 EL Mandelmehl
- Salz und Pfeffer
- 175 ml Milch
- 1,5 EL Hühnerbrühe
- 1 Pfund gekochten Schinken

1. In einer Pfanne die Butter zum Schmelzen bringen und darin die grünen und gelben Pfeffer, die Zwiebel, Karotten anbraten.
2. Nun das Mehl darüber streuen und den schwarzen Pfeffer zugeben.
3. Nach und nach die Milch und die Hühnerbrühe zugeben und gut mit einem Schneebesen umrühren, sodass eine sämige Soße entsteht.
4. Den Schinken in Streifen schneiden und kurz in einer anderen Pfanne andünsten.
5. Auf einem Teller das Gemüse und den Schinken anrichten.

Detox Fatburner

Indisches Low Carb Curry

für 2 Portionen:

- 250 g Putengulasch aus der Keule
- 1 Zwiebel in kleine Würfel geschnitten
- 200 g Brokkoli in mundgerechte Röschen zerteilt
- 1 rote Paprika in Stücke geschnitten
- 2 Karotten in Streifen geschnitten
- 1 kleiner Butternut-Kürbis geschält, entkernt und in mundgerechte Stücke
- 200 g geschälte Tomaten aus der Dose (alternativ 400 g und etwas Tomatenmark)
- 75 ml Gemüsebrühe leicht überwürzt
- 75 ml Kokosmilch (ohne Zusatzstoffe)
- 1 Knoblauchzehe gepresst
- 1 EL frisch geriebener Ingwer
- 1 TL Kurkuma
- 1 TL Kreuzkümmelpulver
- 1 TL Korianderpulver
- 1 TL scharfes Chili-Pulver
- 1 EL Erythritol
- 1 EL Kokosöl
- Salz & Pfeffer

1. Erwärmen Sie das Kokosöl in einem großen Topf auf mittlere Hitze und dünsten Sie die Zwiebel glasig an. Geben Sie die Gewürze hinzu und lassen alles kurz anrösten.
2. Erhöhen Sie nun die Hitze, fügen das Fleisch hinzu und lassen es kräftig anbraten.
3. Löschen Sie es anschließend mit den Tomaten und der Brühe ab und lassen alles für 45 Minuten köcheln. Lassen Sie dabei etwas Dampf austreten, damit sich die Flüssigkeit etwas reduziert.
4. Im Anschluss an die Kochzeit fügen Sie das Erythritol hinzu und rühren es unter.
5. Nun geben Sie das Gemüse dazu und lassen es weitere 10-15 Minuten unter gelegentlichem Rühren köcheln.
6. Zum Schluss rühren Sie noch die Kokosmilch unter und schmecken alles mit Salz und Pfeffer ab.
7. Das Gemüse könne Sie natürlich nach eigenem Geschmack austauschen.

PLT-Burger mit Portobello Pilzen und Süßkartoffel Wedges

für 4 Personen

- 2 Süßkartoffeln
- 2 Himbeertomaten
- 2 kleine rote Zwiebeln
- 4 Portobello Pilze
- 2 Salatherzen
- 250 Gramm Mozzarella
- 4 Burger Brötchen
- 10 Gramm Basilikum
- 40 Milliliter Mayonnaise
- 4 EL Olivenöl
- Salz & Pfeffer

1. Den Backofen auf ca. 220 Grad Celsius (Ober-/Unterhitze) vorheizen.
2. Zuerst die Süßkartoffelwedges zubereiten und dafür die beiden Süßkartoffeln schälen und in je ca. 1 cm breite Streifen schneiden. Das Backblech mit Backpapier auslegen und die geschnittenen Süßkartoffelstreifen darauf verteilen. (Lassen Sie auf dem Backblech etwas Platz für die Portobello Pilze und die Burger). Danach die Streifen mit 2 EL Olivenöl beträufeln und leicht salzen und pfeffern. Auf der mittleren Schiene im Backofen ca. 20 Minuten backen, bis die Wedges von außen schön knusprig braun sind. Während der Backzeit ca. 2 bis 3 Mal wenden.
3. Alle Gemüse und Kräuter abwaschen und die Portobello Pilze vorsichtig mit einem Pinsel reinigen.
4. Währenddessen würfeln Sie 2 Tomaten und den Rest schneiden Sie in dünne Scheiben. Die roten Zwiebeln abziehen und ebenfalls fein würfeln. Die Portobello Pilze mit etwas Olivenöl beträufeln und dann mit Salz und Pfeffer würzen. Anschließend die Pilze für ca. 10 bis 12 Minuten in den Backofen geben und garen.
5. Für die Zwiebel Tomaten Marmelade erhitzen Sie 1 EL Öl in der kleinen Pfanne und geben die Tomatenund Zwiebelwürfel unter Rühren dazu. Während dem Einköcheln bei ca. 10 bis 15 Minuten mehrfach umrühren. Eventuell 4 EL Wasser hinzugeben, wenn die Konsistenz zu dick wird. Mit Salz und Pfeffer abschmecken.
6. Zupfen Sie die Blätter der Salatherzen ab und schneiden Sie den Mozzarella in Scheiben. Das Burger Brötchen halbieren und die Hälften mit dem Mozzarella belegen. Danach die belegten Brötchenhälften für ca. 5 Minuten in den Backofen geben, bis der Käse zerlaufen ist.
7. Basilikumblätter abzupfen und fein hacken. In der kleinen Schüssel die Mayonnaise mit dem Basilikum, etwas Salz und Pfeffer mischen bzw. abschmecken.
8. Nehmen Sie die gebackenen Brötchenhälften aus dem Ofen und bestreichen Sie sie mit etwas Aioli. Dann die Portobello Pilze, Salatblätter und die Tomatenscheiben drauf legen. Mit der Tomaten-Zwiebel Marmelade toppen und dann die andere Brötchenhälfte als Oberseite auflegen und das ganze etwas andrucken. Den Burger mit den Süßkartoffelwedges auf den Tellern anrichten und servieren.

Avocadosalat mit Pilzen und Tomaten

für 4 Portionen:

- 2 reife Avocados
- Saft von 1 Limette
- zusätzlich Limettensaft
- 6 El Weißweinessig
- Salz
- Pfeffer
- 1 Prise getrockneter Oregano
- 4 El Walnussöl
- 100 g Champignons
- 100 g Kirschtomaten
- 1 Schalotte

1. Avocado schälen, entkernen und in dünne Scheiben schneiden
2. Mit dem Saft der Limette beträufeln
3. aus Weißweinessig, etwas Salz, Pfeffer, Oregano und Walnussöl ein Dressing rühren und die Avocados mit der Hälfte begießen
4. Mit Alufolie abdecken und 30 Minuten im Kühlschrank marinieren
5. Champignons putzen, feucht abreiben, in Scheiben schneiden und mit 2 El Limettensaft beträufeln
6. Kirschtomaten waschen, trocknen, putzen und Stielansätze entfernen
7. Tomaten halbieren
8. Schalotte schälen und hacken
9. Pilze, Tomaten und Schalottenwürfel mit dem restlichen Dressing beträufeln und alles gut vermischen
10. Den Salat auf Tellern anrichten und die Avocadoscheiben darauf verteilen

Low Carb Sandwich

für 2 Portionen:

- 40 g Haferkleie
- 2 Eier
- 90 g Quark, auch Magerquark
- 2 TL Backpulver
- Für den Belag:
- 2 EL Frischkäse
- 2 Scheibe Schinken, oder andere Wurst
- 2 Scheibe Käse
- Salz
- Gewürze nach Belieben

1. Die Haferkleie und das Backpulver geben Sie in eine mikrowellengeeignete Schüssel und vermischen es gut. Danach geben Sie bitte den Quark und das Ei dazu und verrühren es. Jetzt würzen Sie es mit Salz und den Gewürzen Ihrer Wahl. Lassen Sie das Ganze etwa 10 Minuten quellen.
2. Decken Sie es bitte ab und stellen Sie es für 3 Minuten in die Mikrowelle. Dann nehmen Sie es heraus, drehen es um und erhitzen es ca. 1 Minute offen. Wenn Sie es mögen, können Sie es noch mal toasten. Auch möglich wäre es, wenn Sie es in der Mitte durchschneiden, mit Frischkäse bestreichen, Wurst und Käse darauf legen und Sie in den Sandwichtoaster geben.
3. Falls Sie den Toast nicht umdrehen können, holen Sie die Masse heraus und drücken Sie es umgedreht mit dem Löffel etwas an die Schüssel.

Überbackener Lauch

für 4 Portionen

- 3 Stangen Lauch
- 4 Scheiben Schinken
- 1 Bund Schnittlauch
- 100 Gramm Reibekäse
- 1 TL Johannisbrotkernmehl
- 300 ml Cremefine zum Kochen, 7%
- Etwas Muskat
- Salz & Pfeffer

1. Den Backofen auf 200 Grad Umluft vorheizen. Den Lauch gut abwaschen, in jeweils 4 Stücke schneiden und anschließend in kochendem Salzwasser für ca. 10 Minuten garen.
2. Danach abgießen, abschrecken und abtrocknen. Anschließend die Schinkenscheiben halbieren und die Lauchstangen damit umwickeln.
3. Dann den umwickelten Lauch in eine Auflaufform legen. In einem Top das Cremefine mit dem Johannisbrotkernmehl geben und unter Rühren langsam aufkochen. Danach noch kurz weiterköcheln lassen. Anschließend mit Muskat, Salz und Pfeffer abschmecken.
4. Die Soße nun über den Lauch gießen und den Reibekäse gleichmäßig darauf verteilen. Im vorgeheizten Backofen ca.15 Minuten überbacken.
5. Den Schnittlauch klein hacken und beiseite stellen. Anschließend auf Teller anrichten und mit dem frischem Schnittlauch garnieren.

Cremige Kürbissuppe mit Ingwer

für 4 Portionen:

- 1 Zwiebel
- 500g Hokkaidokürbis
- 2 Möhren
- 1 Liter Gemüsebrühe
- Salz
- Pfeffer
- Muskat
- gemahlener Ingwer
- geröstete Mandelblättchen und Creme fraiche zum Garnieren

1. Hokkaidokürbis waschen, trocknen, entkernen und würfeln
2. Möhren putzen, schälen und ebenfalls würfeln
3. Kürbis und Möhrenwürfel in der heißen Butter schmoren
4. Gemüsebrühe angießen, alles aufkochen und etwa 15 Minuten köcheln lassen
5. Suppe anschließend pürieren und mit Salz, Pfeffer, Muskat und gemahlenem Ingwer abschmecken
6. Mit gerösteten Mandelblättchen und Creme fraiche garniert servieren

Puten-Pfeffersteak

für 2 Portionen:

- 1,5 TL eingelegter grüner Pfeffer
- 1,5 Schalotten
- 1 Knoblauchzehe
- 1 Bund Schnittlauch
- 2 dünne Putenschnitzel
- 2 EL Weinbrand oder Cranberrysaft
- 150 ml Sojacreme
- Pfeffer
- 1 EL Öl
- Salz

1. Lassen Sie den grünen Pfeffer in einem Sieb abtropfen und fangen Sie dabei die Lake auf. Die Pfefferkörner zerdrücken Sie mithilfe eines großen Messers.
2. Die Schalotten und den Knoblauch schälen Sie bitte und hacken dieses fein.
3. Als nächstes waschen Sie den Schnittlauch, trockenschütteln und in feine Röllchen schneiden.
4. Waschen Sie bitte die Putenschnitzel, tupfen Sie diese trocken, pfeffern und braten Sie in einer Pfanne im heißen Öl von jeder Seite bei sehr starker Hitze an.
5. Nehmen Sie diese aus der Pfanne, salzen und lassen Sie die Schnitzel in Alufolie gewickelt ruhen.
6. Dünsten Sie die Schalotten und den Knoblauch in der Pfanne unter Rühren bei mittlerer Hitze farblos an.
7. Geben Sie jetzt die Pfefferkörner und 2 EL Lake dazu und löschen Sie alles mit dem Weinbrand ab.
8. Jetzt kommt noch die Sojacreme dazu und lassen Sie diese cremig einkochen.
9. Nun geben Sie Schnitzel mit dem Bratensaft in die Pfanne und lassen es einmal aufkochen.
10. Bitte als letztes den Schnittlauch in die Pfanne geben und alles mit Salz und Pfeffer würzen.

Low Carb Shrimp Pasta

für 2 Portionen:

- 1 großer Spaghetti Kürbis
- Salz und Pfeffer
- 500 Gramm Shrimp (geschält & ausgenommen)
- 1 TL Olivenöl
- 1 TL Lemon Juice
- 2 TL Basilikum

1. Heizen Sie den Ofen auf 190 Grad vor.
2. Geben Sie den Spaghetti Kürbis auf ein Backblech und geben Sie ihn auf ein Backblech und geben Sie den Kürbis für 30 Minuten in den Ofen. Nach 30 Minuten herausnehmen und abkühlen lassen. Dann schneiden Sie den Kürbis der Länge nach auf und entfernen mit einem Löffel die Kerne. Das restliche Fruchtfleisch kratzen Sie mit einer Gabel heraus und geben Sie es in einer Schüssel.
3. Geben Sie die Shrimps auf ein Backblech und träufeln Sie einen Löffel Olivenöl darüber und rösten Sie die leckere Zutat für ca. 10 Minuten.
4. Geben Sie die Shrimps nun in die Schüssel zu den Low Carb Spaghetti und geben Sie das Basilikum, Salz & Pfeffer zu und mischen Sie alle Zutaten gut durch.

Garnelenspiess mit Kichererbsen-Mango-Salat

für 4 Portionen

- 2 kleine Dosen Kichererbsen
- 1 Mango
- 200 Gramm Feldsalat
- 8 Stiele frischer Koriander
- 8 Stiele glatte Petersilie
- 6 Esslöffel Organgensaft
- 4 Esslöffel Joghurt
- 2 Esslöffel Mayonnaise
- 4 Esslöffel Sojasoße
- 2 Teelöffel Currypulver
- 10 Spritzer Tabasco
- 4 Esslöffel Olivenöl
- 16 küchenfertige und mittelgroße Garnelen (ohne Kopf aber mit Schale)
- Meersalz
- Pfeffer aus der Mühle

1. Die Kichererbsen in einem Küchensieb abtropfen lassen. Die Mange schälen und vom Stein lösen, anschließend in kleine Würfel schneiden. Den Feldsalat abwaschen, abtropfen lassen und verlesen. Die Kräuter waschen, trocken schütteln. Die Korianderblättchen ganz fein schneiden. Die Petersilienblättchen ganz lassen.
2. Für das Dressing den Orangensaft, den Joghurt, die Mayonnaise, die Sojasauce, den Curry und das Tabasco in einem Schälchen mit einer Gabel verquirlen. Die Korianderblättchen unterziehen.
3. In einer beschichteten Pfanne das Öl erhitzen. Je 4 Garnelen auf einen Holzspieß ziehen und im heißen Öl unter regelmäßigen Wenden für ca. 3 Minuten pro Seite braten. Anschließend mit Salz und Pfeffer würzen.
4. Den Feldsalat und die Petersilienblätter auf Tellern anrichten. Die Kichererbsen und die Mangostücke darauf verteilen und das Dressing gleichmäßig drüber geben. Die Garnelenspieße auf dem Salat anrichten.

Gegrillter Schwertfisch mit Kräutermarinade

für 4 Portionen:

- 1 Bund Dill
- 1 Bund Kerbel
- 4 El Öl
- 2 El Zitronensaft
- 4 Schwertfischsteaks (a 250g)
- Frisch gehackter Thymian zum Servieren

1. Dill und Kerbel waschen, trocken schütteln und die Blättchen hacken
2. Mit Öl und Zitronensaft verrühren
3. Schwertfischsteaks waschen, trocken tupfen und in der Marinade etwa 1 Stunde einlegen
4. Fisch aus der Marinade nehmen, abtropfen lassen und unter dem heißen Grill von jeder Seite etwa 4 Minuten grillen
5. Mit gehacktem Thymian bestreut servieren
6. Dazu passt geschmortes Gemüse

Avocadopüree

für 6 Portionen:

- 1200g Sellerie
- 1,5 Avocados
- Salz

1. Bringen Sie einen Topf mit Wasser zum Kochen.
2. Schälen und schneiden Sie die Sellerie in Stücke und geben Sie diese in das kochende Wasser.

3. Geben Sie die Stücke der Sellerie in eine Schüssel und schälen Sie die Avocado und geben Sie deren Fruchtfleisch in die Schüssel.
4. Pürieren Sie beide Zutaten und geben Sie ggf. etwas Wasser aus dem Topf, in dem die Sellerie kochte.

Spargel-Basilikum-Omelett

für 2 Portionen:

- 250 g grüner Spargel
- 1/2 rote Chilischote
- 1/2 Knoblauchzehe
- 1 Stück Parmesankäse (10 g)
- 1/2 Bund Basilikum
- 2 Stiele Petersilie
- 1 EL Olivenöl
- 3 Eier
- Salz
- Pfeffer

1. Zuerst waschen Sie bitte den Spargel, schälen diesen im unteren Drittel, schneiden die holzigen Enden ab und danach schneiden Sie ihn in etwa 3 cm lange Stücke.
2. Halbieren Sie nun die Chilischote längs, entkernen und hacken Sie diese nun fein.
3. Anschließend schälen und hacken Sie auch den Knoblauch und reiben Sie den Parmesan fein.
4. Bitte waschen Sie nun das Basilikum und die Petersilie, schütteln beides trocken und zupfen die Blätter ab.
5. Legen Sie einige Basilikumblätter bei Seite und hacken Sie die restlichen Kräuterblätter fein.
6. Erhitzen Sie danach das Öl in einer beschichteten Pfanne und braten Sie den Spargel darin unter Rühren bei mittlerer Hitze etwa 5 Minuten an. Geben Sie den Knoblauch und den Chili dazu und kurz braten auch dieses kurz mit.
7. Inzwischen verquirlen Sie bitte die Eier in einer Schüssel und mischen die gehackte Kräuter und den Parmesan unter.
8. Würzen Sie alles mit Salz und Pfeffer.
9. Gießen Sie jetzt noch die Eiermischung über den Spargel und lassen Sie es zugedeckt bei kleiner Hitze in 8-10 Minuten stocken. Wichtig ist das Sie die Pfanne dabei ab und zu schütteln, damit nichts ansetzt.
10. Stürzen Sie das Omelett auf einen großen Teller, schneiden es in Stücke schneiden und garnieren es mit den Basilikumblättern.

Bratkohlrabi mit Spinat-Käsecreme

für 4 Personen

- 1600 Gramm Kohlrabi
- 500 Gramm junger Spinat, Tiefkühlware
- 250 Gramm milder Gorgonzola
- 200 Gramm Frischkäse
- 20 Gramm Kokosöl
- Salz & Pfeffer

1. Den rohen Kohlrabi in mundgerechte Stücke schneiden. In der Pfanne 1 Esslöffel Kokosöl erhitzen und den rohen Kohlrabi darin scharf anbraten. Unter gelegentlichem Rühren den Kohlrabi ähnlich wie Bratkartoffeln knusprig rösten, so dass er schöne Farbe bekommt. Das kann je nach Größe der Stücke 8 bis 12 Minuten dauern. Den Deckel während dieses Vorgangs immer mal wieder für jeweils 1-2 schließen, so garen die Stücke Kohlrabi besser durch.

2. Im Topf 1 Esslöffel Kokosöl erhitzen und den gefrorenen Spinat dazu geben. Unter gelegentlichem Umrühren den Spinat auftauen. Wenn der Spinat warm ist, den Frischkäse hinzugeben und darin auflösen. Danach den Gorgonzola hinzugeben und ebenfalls schmelzen lassen. Danach mit Salz und Pfeffer abschmecken.
3. Den Kohlrabi aus der Pfannen nehmen und mit der Spinat-Käsecreme auf Tellern anrichten.

Buttermilchwaffeln mit Dinkel

für 4 Portionen:

- 125g weiche Butter
- 4 Eier
- 250g Dinkelmehl
- 2 Tl Backpulver
- 350 ml Buttermilch
- 50g Zucker
- 1 Prise Salz
- Zucker und Zimt oder Früchtequark zu Servieren
- Fett für das Waffeleisen

1. Die Butter mit den Eiern schaumig schlagen
2. Das Dinkelmehl mit dem Backpulver mischen und abwechselnd mit der Buttermilch unter die Eimasse rühren
3. zum Schluss den Zucker und 1 Prise Salz in den Teig rühren und das Waffeleisen aufheizen
4. Das Waffeleisen einfetten und aus dem Teig nach und nach goldgelbe Waffeln backen
5. Fertige Waffeln ggf. im Ofen warm halten
6. Mit Zucker und Zimt oder Früchtequark servieren

Zwiebel Dip süß-sauer

für 4 Portionen:

- 2 Zwiebeln
- 200 g Mayonnaise
- 200 g geriebenen Schweizer Käse

1. Heizen Sie Ihren Ofen auf 200 Grad vor.
2. Schälen Sie die Zwiebel und schneiden Sie diese in kleine Würfel.
3. Geben Sie nun in eine Schüssel die Zwiebeln, die Mayonnaise und den geriebenen Käse.
4. Rühren Sie alle Zutaten gut durch.
5. Geben Sie die Zutaten in eine Ofenfeste Backform. Diese geben Sie für ca. 20 bis 30 Minuten in den auf 200 Grad vorgewärmten Ofen.

Würzige Hähnchensülze

für 2 Portionen:

- 3 Blätter weiße Gelatine
- 1 kleine Schalotten (ca. 50 g)
- 100 ml trockener Weißwein
- 40 ml Tomatensaft
- 40 ml Geflügelbrühe
- 1/2 TL Paprikapulver (edelsüß)
- 1/2 TL Senfkörner
- 1 Lorbeerblatt
- 3 schwarze Pfefferkörner
- 2 EL Rotweinessig
- Salz
- 1 rote Paprikaschote (ca. 200 g)
- 150 g Hähnchenbrust-Aufschnitt
- 5 Stiele glatte Petersilie
- Pfeffer
- etwas grüner Salate zum Garnieren

1. Weichen Sie zuerst die Gelatine im kalten Wasser ein.
2. Schälen Sie die Schalotten und schneiden Sie diese in Ringe. Lassen Sie die Schalotten mit Weißwein, Tomatensaft, Brühe, Paprikapulver, Senfkörnern, Lorbeerblatt und Pfefferkörnern aufkochen und danach 2 Minuten sprudelnd kochen.
3. Nehmen Sie den Topf bitte vom Herd.
4. Drücken Sie die Gelatine aus, lösen Sie diese in der heißen Flüssigkeit auf und geben Sie Essig dazugeben. Das Ganze lassen Sie jetzt 25 Minuten ziehen und danach geben Sie es durch ein Sieb und lassen es danach abkühlen. Jetzt salzen Sie es herzhaft.
5. Anschließend vierteln Sie die Paprikaschote, entkernen, waschen und mit der Hautseite nach oben legen Sie es auf ein Backblech.
6. Jetzt rösten Sie diese unter dem Backofengrill so lange, bis die Haut schwarze Blasen wirft.
7. Nun geben Sie die Paprika in eine Schüssel, decken diese mit einem Teller zu und lassen es 10 Minuten ziehen. Dann häuten Sie die Paprikaviertel und schneiden sie in 1/2 cm breite Streifen.
8. Schneiden Sie jetzt den Hähnchenbrustaufschnitt in 1/2 cm breite Streifen.
9. Waschen Sie die Petersilie und schütteln Sie diese trocken.
10. Jetzt zupfen Sie die Blättchen ab und hacken diese klein.
11. Jetzt mischen Sie die Paprikastreifen, Aufschnitt und Petersilie und würzen es mit Salz und Pfeffer.
12. Verteilen Sie alles auf 4 kleine Förmchen (à 150 ml Inhalt) und geben Sie den abgekühlten Sud dazu. Jetzt stellen Sie die Sülzen für ca. 6 Stunden kalt.
13. Tauchen Sie bitte die Förmchen zum Stürzen bis zum Rand in heißes Wasser und holen Sie die Sülzen vorsichtig aus der Form und lassen Sie diese auf die Teller gleiten.
14. Servieren Sie dazu etwas Salat.

Zucchinipfanne mit Tomaten und Schinken

für 4 Portionen

- 4 Zucchini
- 4 Tomaten
- 12 Scheiben gekochter Schinken
- 2 kleine Zwiebeln
- 4 EL Olivenöl
- Frische Petersilie
- Salz

1. Zuerst die Zwiebel in kleine Würfel schneiden und in der Pfanne in 1 Esslöffel Olivenöl dünsten. Danach den Schinken in dünne Streifen schneiden und zu den Zwiebeln geben. Die Tomaten waschen und würfeln und ebenfalls mit in die Pfanne geben.
2. In der Zwischenzeit die Zucchini waschen und in dünne Scheiben schneiden. Ebenfalls in die Pfanne geben und zwischendurch mehrmals umrühren. Die Petersilie waschen und klein hacken und

ebenfalls in die Pfanne geben. Das ganze bei mittlerer Hitze ein paar Minuten dünsten, bis alles weich ist. Danach mit Salz abschmecken und servieren.

Körnersalat mit Gemüse und Linsen

für 4 Portionen:

- 100g Weizenkörner
- 500 ml Gemüsebrühe
- 100g rote Linsen
- 250g Staudensellerie
- 1/2 Bund Frühlingszwiebeln
- 1 El Öl
- 4 El Kräuteressig
- Salz
- Pfeffer
- Zucker
- 5 El Sojaöl
- Salatblätter zum Anrichten

1. Weizenkörner über Nacht in kaltem Wasser einweichen, am nächsten Tag abgießen und in der kochenden Gemüsebrühe etwa 30 Minuten garen
2. Die roten Linsen in ein Sieb geben, abspülen und nach 18 Minuten zu den Körnern geben
3. Den Staudensellerie und die Frühlingszwiebeln waschen, trocknen, putzen und fein würfeln
4. Beides in heißem Öl andünsten
5. Mit dem Kräuteressig ablöschen und mit Salz, Pfeffer und etwas Zucker würzen
6. Das Sojaöl unterrühren und alles mit den abgekühlten Weizenkörnern und Linsen mischen
7. 30 Minuten ziehen lassen, dann auf Salatblättern anrichten und servieren

Low Carb Champignon-Cremesuppe

für 2 Portionen:

- 4 Röschen Blumenkohl
- 125 g Champignons
- 1 mittelgroße Zwiebel
- 200 ml Gemüsebrühe
- 1 EL Rapsöl
- 50 ml Milch
- Salz &Pfeffer

Zubereitung

1. Schneiden Sie die Blumenkohlröschen aus dem Blumenkohlkopf heraus und waschen Sie diese kurz mit Wasser ab.
2. Die Pilze schneiden Sie bitte in Scheiben und die Zwiebel grob in Streifen.
3. Erhitzen Sie jetzt das Öl, braten Sie die Blumenkohlröschen und die Zwiebel darin an und lassen es ca. 5 Minuten dünsten.
4. Die Pilze geben Sie nun dazu und braten diese mit.
5. Nehmen Sie anschließend 2 EL Pilze heraus und stellen sie bei Seite.
6. Gießen Sie jetzt die Brühe und die Milch dazu und würzen Sie alles mit Salz und Pfeffer.
7. Lassen Sie die Suppe bitte ca. 15 Minuten garen und anschließend pürieren Sie alles.
8. Schmecken Sie zu letzte die Suppe ab und garnieren Sie diese mit den entnommenen Pilzen.

Bauern Omelette

- 2 mittelgroße Karotten
- 2 mittelgroße Kartoffeln
- 2 mittelgroße Zwiebeln
- 80 Gramm geräucherter Speck
- 2 mittelgroße Schalotten
- 6 mittelgroße Eier
- 10 Halme Petersilie
- Salz & Pfeffer
- 2 Esslöffel Olivenöl

1. Die Karotten, die Kartoffeln, die Zwiebeln waschen, schälen und in kleine Würfel schneiden. In einer Omelettpfanne etwas Öl erhitzen und bei mittlerer Hitze das Gemüse anrösten, bis es leicht braun ist. Dann den Speck und die Schalotten dazu geben und ab und zu umrühren. Währenddessen die Eier aufschlagen und leicht verquirlen. Nach 2 Minuten die leicht geschlagenen Eier in die Pfanne einrühren und mit Salz und Pfeffer abschmecken.
2. Warten, bis das Ei am Rand der Pfanne stockt. Mit einem Holzlöffel die Teile umklappen, die schon durch sind. Das wird etwa 3-mal wiederholt, bis das Omelette fest ist, aber in der Mitte immer noch weich und cremig ist. Die Petersilie waschen und fein hacken. Serviert wird das Omelette umgedreht auf einem Teller.

Salatröllchen

für 4 Portionen:

- Saft von 1 Zitrone
- Saft von 1 Orange
- Saft von 1 Limette
- 1 Knoblauchzehe
- 500 g Hähnchenbrustfilet
- 1 Gurke
- 3 Möhren
- 1 Eisbergsalat
- 2 EL Rapsöl
- 1 Eigelb
- Salz
- 1/4 TL scharfer Senf
- 125 ml Pflanzenöl
- 1 EL Zitronensaft

1. Saft der Zitrusfrüchte verquirlen
2. Knoblauch schälen, pressen und hinzufügen
3. Hähnchenbrüste abspülen, trocken tupfen
4. In die Marinade legen
5. Abdecken und 1 Stunde im Kühlschrank ziehen lassen
6. Gurke und Möhren schälen und in Stifte schneiden
7. Salat entblättern, waschen und trocken schütteln

Für die Mayonnaise:

1. Eigelb mit 1 Prise Salz würzen
2. Senf dazu geben und verquirlen
3. erst tröpfchenweise, dann in dünnem Strahl und unter Rühren Öl zufließen lassen
4. Dabei immer weiter quirlen
5. Mit Zitronensaft und Salz abschmecken
6. Hähnchenbrüste im heißen Öl in einer Pfanne von allen Seiten 5-6 Minuten braten
7. Herausnehmen, abkühlen lassen, in Streifen schneiden
8. Je 1-2 Salatblätter ausbreiten und Möhren, Gurke und Hähnchensteifen darauf verteilen Salatblätter eng aufrollen und alle Zutaten zu Röllchen formen
9. eventuell halbieren
10. dazu Mayonnaise servieren

Geflügelsuppe

für 2 Portionen:

- 600 ml Geflügelbrühe
- 25 g Parmesankäse
- 2 Eier
- 125 g frischer junger Blattspinat
- Pfeffer

1. Bringen Sie als erstes die Geflügelbrühe in einem Topf zum Kochen.
2. Reiben Sie den Parmesan fein und verquirlen Sie diesen mit Eiern und Pfeffer in einer Schüssel kräftig.
3. Als nächstes putzen Sie bitte den Spinat, entfernen die groben Stiele, waschen ihn gründlich und schleudern diesen trocken.
4. Schneiden Sie den Spinat bitte in feine Streifen, geben Ihn zu Brühe und lassen alles 2 Minuten kochen.
5. Die Ei-Käse-Mischung geben Sie unter ständigem Rühren in die kochende Brühe und lassen es noch einmal aufkochen,
6. Geben Sie nun die Geflügelsuppe in vorgewärmte Tassen.
7. Dazu passt ein geröstetes Vollkornbrot.

Gurken Carpaccio mit Lachs

für 2 Portionen:

- 300 g Salatgurken
- 150 g Lachs (Räucherlachs)
- 100 g Joghurt (3,8 % Fett)
- 50 g saure Sahne
- 2 EL Zitronensaft
- 2 EL Schnittlauch, in Röllchen geschnitten
- 1 EL Dill, gehackt
- 2 Scheibe/n Toastbrot, Vollkorn
- Salz und Pfeffer

1. Als erstes schälen Sie die Gurken und schneiden oder hobeln Sie diese in sehr feine Scheiben. Diese richten Sie dekorativ auf großen Tellern an und Salzen und pfeffern Sie die Scheiben nach Geschmack.
2. Das Carpaccio beträufeln Sie bitte mit Zitronensaft und bestreuen es mit dem gehackten Dill.
3. Jetzt rühren Sie den Joghurt und die saure Sahne glatt, mischen Sie die Schnittlauchröllchen unter und würzen Sie die Soße mit Salz und Pfeffer.
4. Die Toastscheiben schneiden Sie in Würfel oder Streifen und rösten Sie diese in einer Pfanne ohne Fett knusprig braun an.
5. Legen Sie jetzt den Lachs dekorativ auf das GurkenCarpaccio und servieren Sie die Schnittlauchsoße und das Brot dazu.

Röstgemüse mit Paprika-Pesto und weißem Mandelmus

für 4 Portionen

- 500 Gramm Kohlrabi
- 500 Gramm rote Zwiebeln
- 250 Gramm rote Spitzpaprika
- 100 Gramm scharfes Ajvar
- 100 Gramm geriebenen Parmesan
- Salz & Pfeffer

Zutaten Mandelmus: (ergibt 1 Glas)

- 200 Gramm Mandeln

Zubereitung Mandelmus:

1. Die Mandeln vor dem Mixen für 10 bis 15 Minuten in den Backofen bei 120 Grad Celsius geben. Dadurch tritt das Mandelöl schneller aus und das Mahlen wird deutlich einfacher.
2. Anschließend die Mandeln in einem Supermixer (Keinen Pürierstab!) auf höchster Stufe zu feinem Mandelmehl mahlen.
3. Solange mahlen, bis eine feste Konsistenz entsteht, dass kann je nach Gerät bis zu 20 Minuten dauern. Ist es zu dick, etwas Öl hinzugeben. Das Mandelmus kann mit etwas Vanille oder Zimt verfeinert werden.

Zubereitung Röstgemüse:

1. Den Backofen auf 180 Grad Umluft vorheizen. Während dessen alles Gemüse gründlich waschen und abtropfen lassen. Die Spitzpaprika und den Kohlrabi in mundgerechte Stücke schneiden.
2. Ebenso die Champignons und die Zwiebeln.
3. Das Pesto zubereiten aus Mandelmus, Ajvar und Parmesan. Alles in einem Schlüsselchen verrühren und gut durchmischen.
4. Das Pesto dann über die Gemüsestücke geben und alles erneut gut vermischen. Dann alles zusammen in die Auflaufform geben und im vorgeheizten Backofen für ca. 30 bis 35 Minuten garen. Während der Garzeit 1-2-mal durchrühren.

Feldsalat mit Champignons

für 4 Portionen:

- 200g braune Champignons
- 1 El Zitronensaft
- 1 El Butterschmalz
- Salz
- Pfeffer
- 1/2 Bund Petersilie
- 1 Knoblauchzehe
- 180g Feldsalat
- 2 El Himbeeressig
- 4 El Sonnenblumenöl
- 2 El Kürbiskerne

1. Champignons putzen, feucht abreiben und halbieren
2. Mit Zitronensaft beträufeln und in heißen Butterschmalz unter Rühren 2 Minuten schmoren
3. Mit Salz und Pfeffer würzen
4. Petersilie waschen, trocken schleudern, putzen und in einer Schüssel mit einem Dressing aus dem Himbeeressig, dem Sonnenblumenöl, Salz und Pfeffer mischen, dann auf Teller verteilen
5. Kürbiskerne in einer Pfanne ohne Fett rösten
6. Pilze und Kürbiskerne auf dem Salat verteilen

Zander mit Petersilienbutter

für 2 Portionen

- 2 Zanderfilets
- 1/2 Zitrone
- 2 Knoblauchzehen
- 1/2 Bund Petersilie
- Salz
- Pfeffer
- 2 EL Öl
- 2 1/2 EL Butter

1. Schneiden Sie zuerst die Haut von 2 Zanderfilets mehrmals mit einem scharfen Messer schräg ein. Schneiden Sie danach bitte die Zitrone in Spalten und drücken Sie 2 Knoblauchzehen an. Zupfen Sie nun die Blättchen von 1/2 Bund glatter Petersilie ab und hacken Sie diese grob.
2. Erhitzen Sie jetzt 2 EL Öl und 1/2 EL Butter in einer beschichteten Pfanne erhitzen und geben Sie den Knoblauch zu. Würzen Sie die Zanderfilets mit Salz und Pfeffer und braten Sie diese erst auf der Fleischseite 2 Min. an. Dann wenden Sie diese bitte und braten Sie auf der Hautseite bei mittlerer Hitze 5 Min. an. Nehmen Sie nun den Knoblauch heraus. Legen Sie nun den Zander auf einen Teller und halten diesen im heißen Ofen bei 100 Grad (keine Umluft!) auf der mittleren Schiene warm. Wenden Sie nun die Zitronenspalten in 1 TL Zucke und braten Sie sie in der heißen Pfanne bei starker Hitze 5 Min. an. Nehmen Sie diese heraus und schmelzen Sie jetzt 2 EL Butter in der Pfanne. Nun salzen Sie es leicht salzen und mischen Sie die Petersilie unter.
3. Servieren Sie nun bitte sofort den Zander mit den Zitronenspalten und der Petersilienbutter.

Low Carb Königsberger Klopse

für 2 Portionen:

- 1/2altbackenes Brötchen
- 1 Zwiebeln
- ½ Bund Petersilie
- 250 g Kalbshack (beim Fleischer vorbestellen)
- 1Eier
- ½ EL mittelscharfer Senf
- 650 ml Brühe
- 1,5 TL Speisestärke (15 g)
- 20 g Kapern (Glas)
- 100 ml Sojacreme
- 4 Kapernäpfel (Glas)
- Salz
- Pfeffer

1. Lassen Sie das halbe Brötchen in warmem Wasser etwa 10 Minuten einweichen. Bitte schälen Sie die Zwiebeln und würfeln Sie diese sehr fein. Waschen Sie danach die Petersilie, schütteln diese trocken, zupfen die Blätter ab und hacken sie fein.
2. Nun drücken Sie das halbe Brötchen gut aus und kneten diese in einer Schüssel mit Fleisch, Ei, Zwiebel, Petersilie, Senf sowie Salz und Pfeffer zu einem Teig.
3. Mit feuchten Händen formen Sie bitte daraus vier etwa gleich große Klopse.
4. Bringen Sie nun die Brühe zum Kochen und geben Sie die Klopse hinein. Lassen Sie alles einmal aufkochen. Zugedeckt lassen Sie es bei mittlerer Hitze knapp unter dem Siedepunkt in 15-20 Minuten gar ziehen.
5. Messen Sie nun 300 ml von der Kochflüssigkeit ab und geben Sie diese durch ein Sieb in einen zweiten Topf. Halten Sie während dessen die Klopse im restlichen Sud warm.
6. Bringen Sie es bitte erneut zum Kochen.

7. Währenddessen rühren Sie Speisestärke in kaltem Wasser glatt, rühren Sie diese in die kochende Brühe und lassen es noch mal kurz aufkochen lassen.
8. Lassen Sie nun die Kapern abtropfen und geben Sie diese mit Sojacreme dazu. Jetzt alles 1 Minute kochen lassen und mit Salz und Pfeffer würzen.
9. Heben Sie jetzt die Klopse mit einer Schaumkelle aus dem Sud, lassen diese abtropfen und geben Sie sie in die Sauce.
10. Die Kapernäpfel lassen Sie abtropfen und richten Sie diese darauf an. Je nach Belieben können Sie nun alles mit Petersilie garnieren und servieren.
11. Dazu empfehle ich Low Carb Reis.

Hähnchen-Curry mit Erdnuss-Sesam-Brötchen

für 4 Portionen

Zutaten für die Erdnuss-Sesam-Brötchen (6 Stück):

- 200 Milliliter Mineralwasser mit Kohlensäure
- 50 Gramm Erdnussmus
- 2 Eier, Größe M
- 65 Gramm Haferkleie
- 30 Gramm Kokosmehl
- 40 Eiweißpulver Natural
- 15 Gramm Flohsamenschalen
- 25 Gramm Sesam
- 1 Teelöffel Salz
- 2 Teelöffel Backpulver

Zutaten für das Curry:

- 1 mittelgroße Zwiebel
- 1 Knoblauchzehe
- 3 mittelgroße, feste Strauchtomaten
- 500 Gramm Hähnchenfilet
- 2 Esslöffel Olivenöl
- 1-2 Esslöffel scharfes Currypulver
- 425 ml cremige Kokosmilch (1 Dose)
- 250 Gramm junger Spinat, frisch
- 2 Scheiben frischer Ingwer
- Salz & Pfeffer
- Zucker

Zubereitung Brötchen:

1. Den Backofen auf 175 Grad Celsius Umluft vorheizen und 1 Backblech mit Backpapier auslegen.
2. Alle Zutaten zusammen vermischen und mit nassen Händen 6 Brötchen formen. Falls der Brötchenteig noch zu weich ist, dann für einige Minuten stehen lassen und die Zutaten können weiter aufquellen.
3. Wenn der Teig fest genug ist, kann es weitergehen. Die Brötchen auf das Backblech legen und mit Sesam bestreuen. Für 30 Minuten im Ofen backen und nach Geschmack noch lauwarm servieren.

Zubereitung Curry:

1. Die Zwiebel schälen und fein würfeln. Den Knoblauch schälen und durch eine Knoblauchpresse drücken. Die Tomaten waschen, abtrocknen und in kleine Würfel schneiden.
2. Danach das Fleisch kurz abwaschen, trocken tupfen und in mittelgroße Würfel schneiden. Das Öl in einer großen Pfanne erhitzen und das Fleisch darin unter Wenden für ca. 4-5 Minuten anbraten. Dann die Zwiebeln, den Ingwer und den gepressten Knoblauch dazugeben.
3. Nach 2 Minuten mit dem Currypulver bestäuben und kurz andünsten. Die Tomatenwürfel dazugeben und alles für ca. 3-4 Minuten bei mittlerer Hitze weitergaren.
4. Mit Kokosmilch ablöschen und noch weitere 10 Minuten garen. Dann alles mit Salz und Pfeffer nach Belieben abschmecken.

Detox Fatburner

Gemüsesalat mit Paksoi und Bambus

für 4 Portionen:

- 650g Paksoi
- Salz
- 2 Knoblauchzehen
- 7 El Sesamöl
- je 200g Palmherzen und Bambussprossen aus der Dose
- 125 ml Gemüsebrühe
- 200g Rettich
- 2 Noriblätter
- 8 El Sojasauce
- 6 El Zitronensaft
- 8 El süßer Reiswein
- 5 El Gemüsefond
- 1 El Fünf-Gewürz-Pulver

1. Paksoi waschen, trocknen, putzen und in Streifen schneiden
2. In kochendem Salzwasser 3 Minuten blanchieren, dann abgießen und abtropfen lassen
3. Knoblauch schälen und zerdrücken
4. In 4 El erhitztem Sesamöl Knoblauch andünsten
5. Die Palmherzen und Bambussprossen abtropfen lassen, klein schneiden und dazu geben
6. Gemüsebrühe angießen
7. Rettich waschen, putzen, schälen und würfeln
8. Ebenfalls hinzufügen
9. Noriblätter anrösten
10. Sojasauce, Zitronensaft, Reiswein, restliches Sesamöl, Gemüsefond und Fünf-Gewürz-Pulver verrühren und mit Salz und Pfeffer abschmecken
11. Den Paksoi zum Pfannengemüse geben und erwärmen
12. Alles auf Teller verteilen und mit der Sauce beträufeln
13. Noriblätter klein zupfen und über den Salat streuen

Blumenkohl Püree

für 6 Portionen:

- 2 große Köpfe Blumenkohl
- 1 – 2 Scheiben Speck
- 1,5 EL Ghee
- 1 Schalotte

1. Lösen Sie die Blumenkohlröschen vom Blumenkohlkopf heraus und waschen Sie diese gründlich ab. Erhitzen Sie Wasser in einem Kartoffeldämpfer. Geben Sie in den Topf-Korb die Blumenkohlröschen und dämpfen Sie diese für ca. 10 Minuten.
2. Braten Sie in der Zwischenzeit den Speck (in Würfel geschnitten) in einer Pfanne mit heißem Öl knusprig an.
3. Geben Sie die gedämpften Blumenkohlröschen in eine Schüssel und pürieren Sie diese zu einer homogenen Masse.
4. Geben Sie etwas Butter und den Ghee sowie Salz und Pfeffer und pürieren Sie die Masse kurz durch.
5. Richten die das Püree an und geben Sie die Speckwürfel hinzu.

Steakpfanne mit Avocado

für 4 Portionen

- 600 Gramm feste Mini Rispentomaten
- 2 mittelgroße Zwiebeln
- 1 Bund Petersilie
- 2 reife Avocados
- 4 Esslöffel Limettensaft, Bio
- 2 Ribeye-Steaks, a 350 Gramm
- 4 Esslöffel Olivenöl
- Salz & Pfeffer

1. Die Tomaten gründlich waschen, trocken tupfen und anschließend halbieren. Die Zwiebeln schälen und in große Würfel schneiden. Anschließend die Petersilie waschen, trocken tupfen und grob hacken.
2. Die Avocados halbieren, den Stein herauslösen und das Fruchtfleisch aus der Schale lösen. Danach die Avocados in Stücke schneiden und mit dem Limettensaft beträufeln. Die Steaks in Streifen schneiden.
3. Das Öl in einer beschichteten Pfanne erhitzen und die Steakstreifen darin unter gleichmäßigem Wenden ca. 2 Minuten anbraten. Mit Salz und Pfeffer würzen und dann herausnehmen. Im Bratfett nun die Zwiebeln und die Tomatenhälften anbraten, das Fleisch und die Avocados hinzufügen und kurz mit erhitzen. Alles noch einmal kräftig mit Salz und Pfeffer würzen und abschmecken. Danach die Petersilie drüber streuen und sofort servieren. Dazu schmeckt besonders gut frisches Fladenbrot.

Honig-Quark mit Mandeln

für 4 Personen:

- 400g Magerquark
- 125 ml Milch
- 2 El Honig
- abgeriebene Schale von 1/2 unbehandelten Limette
- 2 El gemahlene Mandeln
- 1 Prise gemahlene Vanille
- 4 El Sahne

1. Den Magerquark mit der Milch, dem Honig und der abgeriebenen Limettenschale cremig rühren
2. Die gemahlenen Mandeln mit der gemahlenen Vanille unterrühren
3. Zum Schluss die Sahne steif schlagen und unter den Quark heben
4. Sofort servieren

Grünkohl Topf

für 4 Portionen:

- 1 Pfund Grünkohl
- 2 dicke Streifen Speck
- 1 Zwiebel
- 150ml Hühnerbrühe
- ½ Paprika
- 2 Tomaten
- ½ TL Knoblauch
- Salz & Pfeffer

1. Schneiden Sie den Grünkohl in dicke Streifen und hacken Sie dann die Blätter grob.
2. Schneiden Sie die Zwiebel in kleine Würfel.
3. Schneiden Sie die Tomaten in Würfel.
4. Schneiden Sie die Paprika in Würfel.
5. Braten Sie in einem großen Topf den Speck mit etwas Öl Ihrer Wahl an. Geben Sie die Zwiebel hinzu. Nachdem die Zwiebeln glasig sind geben Sie die Paprika hinzu und sofort danach die gehackten Grünkohlblätter. Decken Sie anschließend den Topf mit seinem

Deckel zu und reduzieren Sie die Hitze um den Inhalt für ca. 45 Minuten zu kochen.

6. Nach ca. 30 Minuten geben Sie den Knoblauch sowie Salz und Pfeffer zu.

Hähnchen Salat

für 2 Portionen:

- 400 g Hähnchenbrust
- 1/2 gelbe Paprika
- 1/2 rote Paprika
- Basilikum
- 1 kleine rote Zwiebel
- 6 Cherrytomaten
- 1/4 Salatgurke
- 100 g Romansalat
- 100 g Rucola
- Lauch (etwa 10 cm)
- 1/2 TL Paprika Pulver
- 1/2 TL Kurkuma
- 1 EL Olivenöl
- 2 Knoblauchzehen
- Meersalz & Pfeffer

1. Im ersten Schritt legen Sie das Hähnchenfleisch zwischen Backpapier (oder in einen Gefrierbeutel) und klopfen es leicht flach, anschließend schneiden Sie es in 10 12 Stückchen.
2. Das Olivenöl geben Sie in eine Schüssel und vermischen dieses mit Paprikapulver, Kurkuma, Salz, Pfeffer und ausgepressten Knoblauchzehen.
3. Als nächstes marinieren Sie das Fleisch damit und lassen es kurz einziehen.
4. Waschen Sie nun das Gemüse und tupfen dieses trocken.
5. Anschließend waschen Sie auch den Romasalat, Rucola, Basilikum und schleudern diesen trocken. Die Paprikaschoten vierteln Sie, entkernen, waschen und schneiden Sie diese jeweils die Hälfte längs in dünne Streifen.
6. Die Gurke und den Lauch halbieren Sie längs und schneiden Sie quer in dünne Scheiben.
7. Die Cherrytomaten halbieren Sie ebenfalls und die Zwiebel schälen Sie bitte und dann in dünne Ringe schneiden.
8. Geben Sie nun das Fleisch in eine beschichtete Pfanne und lassen Sie es von jeder Seite 2 3 Minuten anbraten.
9. Mischen Sie jetzt noch den Salat und das Gemüse in einer großen Schüssel und verteilen Sie alles auf Tellern.
10. Geben Sie das Hähnchenfleisch auf den Salat und servieren Sie es.

Marinierter Kaffeelachs in Safransauce

für 4 Portionen

Detox Fatburner

- 30 Gramm Kaffeebohnen
- 1 Esslöffel schwarze Pfefferkörner
- 1 Esslöffel Piment
- 4 Esslöffel Meersalz
- 3 Esslöffel Zucker/ etwas flüssiger Honig
- 600 Gramm sehr frisches Lachsfilet ohne Haut und Gräten
- 10 Sanfranfäden
- 0,25 Teelöffel Salz/etwas Cayennepfeffer
- 1 Teelöffel Zitronensaft
- 2 Esslöffel Mayonnaise
- 3 Esslöffel Joghurt
- 2 Esslöffel Rapsöl

1. Backofen auf 75 Grad Umluft vorheizen und dann die Kaffeebohnen für ca. 30 Minuten darin rösten. Pfefferkörner, Piment und dann die Kaffeebohnen im Mörser grob zerstoßen und mit Salz und Zucker mischen. Das Lachfilet damit einreiben, in Klarsichtfolie einwickeln und für mindestens 12 Stunden im Kühlschrank marinieren.
2. Safran, Salz, Zitronensaft, Mayonnaise und den Joghurt miteinander vermischen und mit Honig und Cayennepfeffer abschmecken.
3. Lachs aus dem Kühlschrank nehmen, abwaschen, trocken tupfen und in heißem Rapsöl in einer Pfanne pro Seite nur für wenige Sekunden anbraten. Danach rausnehmen, in Scheiben schneiden und auf den Tellern anrichten. Die Sauce dazu anrichten und servieren.

Frühlingssalat mit Mozzarella und Avocado

für 4 Portionen:

- 200g gemischter, küchenfertiger Blattsalat
- 2 Frühlingszwiebeln
- 1 rote Paprikaschote
- 1 Avocado
- 4 gewürfelte Tomaten
- Zitronensaft
- 200g Mozzarella
- 6 El Olivenöl
- 2 El Aceto balsamico
- 2 El frisch gehacktes Basilikum
- Salz
- Pfeffer

1. Blattsalat waschen und trocken schleudern
2. Frühlingszwiebeln waschen, trocknen, putzen und in Ringe schneiden
3. Paprikaschoten waschen, trocknen, putzen, entkernen und in Streifen schneiden
4. Avocado schälen, den Kern entfernen und das Fruchtfleisch in Scheiben schneiden
5. Mit etwas Zitronensaft beträufeln und mit den anderen Salatzutaten mischen
6. Mozzarella abtropfen lassen, in Scheiben schneiden und dazugeben
7. Olivenöl mit Aceto balsamico, dem frisch gehackten Basilikum, Salz und Pfeffer verrühren und über den Salat geben

Frischer Kräuter-Schinken Dip

für 6 Portionen:

- ½ Bund Rucola
- 2 Stiele Basilikum

- 1 Stiel Zitronenmelisse
- ½ Zitrone
- 100 g Schinken
- 200 g Frischkäse
- Salz, Pfeffer

1. Waschen Sie den Rucola und schleudern Sie ihn trocken. Entfernen Sie nun die Stiele und hacken Sie Blätter fein.
2. Waschen und trocknen Sie den Basilikum und die Zitronenmelisse. Zupfen Sie einige Blättchen ab und hacken Sie diese sehr fein und geben Sie diese auf einen separaten Teller.
3. Hacken Sie die restliche Zitronenmelisse und das restliche Basilikum ebenfalls sehr fein.
4. Pressen Sie nun die halbe Zitrone aus.
5. Entfernen Sie das Fett vom Schinken und schneiden Sie ihn in feine Streifen.
6. Geben Sie den Frischkäse, den Rucola, das fein gehackte Basilikum und die fein gehackte Zitronenmelisse in eine Schüssel und rühren Sie alle Zutaten gut durch.
7. Rühren Sie nun die Schinkenstreifen unter. Schmecken Sie nun den Dip mit Zitronensaft, Salz und Pfeffer ab. Vor dem Servieren mit den separat gestellten Zutaten garnieren.

Mediterraner Thunfisch-Aufstrich

- Eine Packung Frischkäse
- 1 Dose Thunfisch (im eigenen Saft)
- Paprikagewürz
- 1 EL Tomatenmark
- 1 TL Basilikum
- Salz & Pfeffer

1. Den Thunfisch abtropfen lassen und in eine Schüssel geben.
2. Den Frischkäse zugeben und alles gut durchrühren.
3. Nun etwas Paprikagewürz, Basilikum und das Tomatenmark zugeben und nochmals kurz durchrühren.
4. Mit Salz und Pfeffer abschmecken

Tomaten aus dem Ofen, mit Schinken-Feta-Füllung

für 4 Personen

- 8 große Tomaten, fest
- 250 Gramm Hinterkochschinken
- 300 Gramm Fetakäse
- 120 Gramm Zucchini
- 12 mittelgroße, weiße Champignons
- 2 Zwiebeln
- 3 EL Olivenöl
- Meersalz

- Pfeffer

Zubereitung:

1. Den Backofen auf 180 Grad Celsius mit Ober-/Unterhitze vorheizen.
2. Die Tomaten gründlich unter fließendem Wasser abwaschen und in einem Küchensieb abtropfen lassen.
3. Danach den Deckel der Tomaten kurz unter dem Stielansatz abschneiden.
4. Die Tomatenkerne vorsichtig mit einem kleinen Löffel herausholen und die Tomaten alle gleichmäßig aushöhlen. Die Zucchini waschen, abtropfen lassen und in kleine Würfel schneiden.
5. Die Champignons vorsichtig mit einem Pinsel reinigen und den Stielansatz mit einem Messer entfernen.
6. Danach die Pilze in kleine Würfel schneiden und beiseite stellen. Jetzt die Zwiebeln enthäuten und in feine Stücke schneiden.
7. Danach den Schinken und den Feta ebenfalls in kleine Stücken bzw. Streifen schneiden.
8. Die Auflaufform bereitstellen und jetzt die aufgeschnittenen Tomaten mit der Mischung aus Zucchini, Champignons, Zwiebeln, Schinken und Feta mit einem großen Löffel befüllen.
9. 1 EL Olivenöl in die Auflaufform geben und danach die gefüllten Tomaten vorsichtig hineinstellen. Im vorgeheizten Backofen auf der untersten Schiene für ca. 15 bis 20 Minuten garen.
10. Danach die gebackenen Tomaten aus dem Ofen nehmen und nochmal mit etwas Olivenöl beträufeln. Danach können die gefüllten Tomaten serviert werden.
11.

Pilzomelettes mit Schnittlauchröllchen

für 4 Portionen:

- 400g Champignons
- 1 El Rapsöl
- 1 Knoblauchzehe
- 8 Eier
- 100 ml Milch
- Salz
- Pfeffer
- 1/2 Bund Schnittlauch
- 4 El Creme fraiche

1. Die Champignons putzen, feucht abreiben, vierteln und in erhitztem Rapsöl goldbraun braten
2. Knoblauchzehe schälen, hacken und mitraten
3. 3/4 der Mischung aus der Pfanne nehmen
4. Eier mit der Milch verquirlen, salzen und pfeffern
5. 1/4 der Eiermilch über die Pilze in der Pfanne gießen und bei mittlerer Temperatur etwa 8 Minuten stocken lassen
6. In den letzten 3 Minuten mit einem Deckel abdecken
7. Das fertige Omelett warm stellen, 3 weitere backen
8. Währenddessen Schnittlauch waschen, trocken tupfen und in Röllchen schneiden

9. Die fertigen Omelettes mit je 1 El Creme fraiche und einem Viertel der Schnittlauchröllchen servieren

Rührei mit Mangold Rezept

für2 Portionen:

- 1 TL Olivenöl
- 2 Eier
- 1 rote Paprika
- 30 g Cheddar (oder Gouda)
- 4 EL fettarme Milch
- 250 g Mangold
- 1 rote Zwiebel
- Jodsalz
- schwarzer Pfeffer aus der Mühle
- nach Belieben frischer Thymian

1. Schälen Sie bitte zuerst die Zwiebel und schneiden Sie diese in Ringe. Waschen Sie die Paprika und den Mangold gründlich und schneiden Sie beide Zutaten in kleine Stücke. Fügen Sie jetzt bitte die Eier, Salz, Pfeffer, Milch und Thymianblättchen hinzu und verquirlen alles gut.
2. Erhitzen Sie Öl in einer beschichteten Pfanne um die Zwiebeln, Paprika und Mangold darin andünsten. Danach können Sie die verquirlten Eier darüber gießen.
3. Reiben Sie nun den Cheddar bitte fein und streuen ihn darüber.
4. Lassen Sie das Rührei bei schwacher Hitze zugedeckt etwa 3 Minuten stocken. Richten Sie das Rührei auf zwei Tellern an.

Mango-Möhrengrün Smoothie

für 1 Portion:

- 1/2 Apfel
- 1/2 Banane
- 1/2 Mango
- Salatgurkenstück (ca. 3 cm)
- Grün von 2 Möhren
- frische Minzblätter
- 350 ml Wasser (ohne Kohlensäure)

1. Zuerst schälen Sie bitte das Obst und schneiden es in Stücke und entfernen Sie die Kerne. Waschen Sie das Möhrengrün, die Minzblätter und die Gurke.
2. Nun geben Sie zuerst die Minzblätter und das Möhrengrün in den Mixer. Gefolgt von allen anderen Zutaten. Abschließen das Wasser einfüllen.
3. Jetzt alle Zutaten so lange mixen, bis ein fein cremiges Fruchtgetränk entstanden ist.

Rinderfilets mit Süßkartoffelpüree und Rosenkohl

für 4 Portionen

Zutaten für das Rinderfilet:

- 1 Kilo Rinderfilet
- Salz & Pfeffer

1. Den Backofen auf 100 Grad Umluft vorheizen.
2. Die Rinderfilets parieren und mit Salz und Pfeffer würzen. In einer nicht zu heißen Pfanne die Filets von allen Seiten knusprig anbraten. Danach im Backkofen auf einem Gitter mit einigen Zweigen Rosmarin und Thymian garen, bis die Kerntemperatur des Fleisches bei 58 Grad liegt. Anschließend alles aus dem Ofen nehmen und für ca. 5 Minuten ruhen lassen.

Detox Fatburner

Zutaten für die Soße:

- 1 Esslöffel Olivenöl
- 1 Esslöffel Butter
- 250 Gramm Zwiebeln
- 120 Gramm Karotten
- 120 Gramm Staudensellerie
- 1 Stück Knoblauchzehe
- 1 Esslöffel Tomatenmark
- 250 Milliliter Portwein
- 500 Milliliter Rotwein
- 2 Liter Rinderfond
- 3 Stück Rosmarinzweige
- 2 Stück Thymianzweige
- 2 Stück Lorbeerblätter
- 6 Stück Wacholderbeeren
- 15 Stück Pfefferkörner
- 1 Stück Kartoffel

Zutaten für das Sellerie-Süßkartoffelpüree:

- 350 Gramm Sellerie
- 350 Gramm Süßkartoffeln
- 1 Stück Zwiebel
- 1 Esslöffel Butter
- 120 Milliliter Weißwein
- 1 Liter Gemüsebrühe
- 1 Stück Rosmarinzweig
- 1 Stück Thymianzweig
- 1 Prise Muskatnuss
- 120 Milliliter Sahne
- 1 Stück Lorbeerblatt
- Salz & Pfeffer

Zutaten für die Garnitur:

- 2 Stück Kirschtomaten
- 500 Gramm Rosenkohl
- 1 Prise Zucker
- 1 Esslöffel Butter

3. Öl und Butter in einem großen Topf erhitzen und das Gemüse dazugeben und anrösten. Danach das Tomatenmark untermischen und alles mit Portwein und Rotwein ablöschen und noch einmal alles anrösten. Dann den Rinderfond dazugeben und mit Salz, Pfeffer, Lorbeer, Thymian und Rosmarin würzen.
4. Jetzt die Kartoffeln schälen und fein in einen Topf reiben. Das ganze ca. 90 Minuten köcheln lassen, abschmecken mit Salz und Pfeffer und mit etwas Butter verfeinern.
5. Die Sellerie und die Süßkartoffeln schälen und in grobe Würfel schneiden. Die Zwiebeln schälen und kleinschneiden, in einem Topf in Butter anschwitzen und mit Weißwein ablöschen. Danach das Gemüse und die Brühe dazugeben, den Rosmarin und den Thymian mit in den Topf geben und alles ca. 20 Minuten weich garen. Die Flüssigkeit abgießen und Rosmarinzwei und Thymianzweig entfernen. Soviel Flüssigkeit wieder dazugeben bis das ganze sämig ist und mit Salz, Pfeffer und Muskatnuss abschmecken.
6. Für die Garnitur die Kirschtomaten in einer kleinen Pfanne mit Butter und Zucker karamellisieren. Den Rosenkohl im Salzwasser kurz blanchieren und danach im Eiswasser abschrecken. 150 Gramm des Rosenkohls säubern, vierteln und den Strunk entfernen. Danach in einer Schüssel mit Salz und Pfeffer gut würzen und darin für ca. 30 Minuten ziehen lassen. Abschließend in einer Pfanne den Rosenkohl mit Butter kurz anbraten.
7. Zum Anrichten kommt etwas Püree auf einen Teller, der Rosenkohl wird um das Püree gestreut und dann das Fleisch in Scheiben angelegt. Danach wird das Ganze mit Soße umgossen und serviert.

Pfifferling-Auflauf mit Gemüse

für 4 Portionen:

- 500g Pfifferling
- Salz
- 1 Aubergine
- 1 Knoblauchzehe
- 3 El Öl
- 1 Lauchstange
- 3 Fleischtomaten
- 200 ml Gemüsebrühe
- 2 Eier
- 150g Gouda
- Fett für die Form

1. Pfifferlinge putzen, waschen und in wenig Salzwasser etwa 5 Minuten dünsten
2. Abgießen und abtropfen lassend
3. Aubergine waschen trocknen, putzen und 15 Minuten ziehen lassen
4. Knoblauchzehe schälen, hacken und im erhitzen Öl andünsten
5. Auberginenscheiben abspülen und trocken tupfen, die Lauchstange waschen, trocknen, putzen und in Ringe schneiden, die Fleischtomaten waschen, putzen und würfeln
6. nacheinander alles mitsamt den Pfifferlingen zum Knoblauch geben und unter Rühren 3 Minuten schmoren
7. Backofen auf 180°C (Umluft 160°C) vorheizen, eine Auflaufform einfetten
8. Die Gemüsebrühe angießen, alles aufkochen und vom Herd nehmen
9. Etwas abkühlen lassen
10. Die Eier verquirlen und unterheben
11. Alles in die Auflaufform füllen
12. Den Gouda darüberreiten und etwa 25 Minuten überbacken

Ricotta mit Himbeeren

für 2 Portionen:

- 160 ml Ricotta Käse Milch
- 120 g frische Himbeeren
- Low Carb Süßstoff, wie etwa Xucker etc.

1. Die Ricotta Milch in einer Schüssel schütten und dazu den Xucker etc geben.
2. Nun rühren Sie alles gut durch.
3. Geben Sie das Gemisch in eine Schüssel und toppen Sie es mit den Himbeeren.

Gewürzhähnchen

für 2 Portionen:

- 0,5 Hähnchen
- 2 Knoblauchzehen
- 2 EL Olivenöl
- 1 EL rosenscharfes Paprikapulver
- 1 TL mildes Currypulver
- 2 EL gehackte Rosmarinnadeln
- 1 TL gemahlener Koriander
- Bratschlauch
- Salz

1. Schälten Sie den Knoblauch und schneiden Sie ihn in feine Würfel. Verrühren Sie diesen nun mit Currypulver, Koriander, Öl, Paprikagewürz, Rosmarin und Salz.
2. Heizen Sie Ihren Ofen auf 200 Grad vor.
3. Die Hähnchenhälfte reiben Sie bitte mit dem eben hergestellten Gewürz Öl ein.
4. Geben Sie diese mit der Hautseite nach oben in einen Bratschlauch und verschließen Sie ihn nach der Packungsanweisung.
5. Den Bratschlauch setzen Sie auf ein Backblech und stechen Sie mit einem scharfen Messer einmal mittig ein.

6. Im heißen Ofen lassen Sie es bei 200 Grad auf der mittleren Schiene ca. 45 Min. braten.

Zander mit Rucola und Kapern

für 4 Portionen:

- 4 Zanderfilets
- Salz
- Pfeffer
- 3 El Zitronensaft
- 75g Butter
- 1 Knoblauchzehe
- 1 El Kapern aus dem Glas
- 1 Bund Rucola
- 2 El Fischfond
- Cayennepfeffer

1. Zanderfilets waschen, trocken tupfen, mit Salz und Pfeffer würzen und mit 2 El Zitronensaft beträufeln
2. Butter erhitzen, Knoblauchzehe schälen und hacken, die Kapern abtropfen lassen, Rucola waschen, putzen, trocken schleudern und hacken
3. Alles zur Butter geben und so lange dünsten, bis der Rucola zusammenfällt
4. mit dem Fischfond und dem restlichen Zitronensaft ablöschen, mit Salz, Pfeffer und Cayennepfeffer würzen
5. Die Fischfilets darauflegen und von jeder Seite etwa 3 Minuten garen
6. Mit Rucola und der Kapernbutter servieren

Gefüllte Paprikaschoten

für 2 Portionen:

- 1/2 altbackenes Low Carb Brötchen
- 2 rote Paprikaschoten (à ca. 200 g)
- 20 g Kapern (Glas)
- 20 g grüne Oliven (ohne Stein)
- 1 Sardellenfilet
- 1 Zwiebel
- 1 Knoblauchzehe
- 1 EL Olivenöl
- 1 Zweige Thymian
- 150 g Kalbshack
- 130 g mageres Rinderhackfleisch (Tatar)
- 75 g körniger Frischkäse (13 % Fett)
- 1 Ei
- 1 TL Paprikapulver (edelsüß)
- 75 ml Weißwein
- 150 ml Geflügelbrühe
- 2 Lorbeerblätter
- Salz & Pfeffer

1. Weichen Sie zuerst das halbe Brötchen im lauwarmen Wasser ein.
2. Schneiden Sie den obersten Teil der Paprikaschoten mit Stiel als Deckel ab, entfernen Sie die Kerne und die Trennhäute.
3. Danach waschen Sie die Schoten ab.
4. Kapern, Oliven und Sardellen lassen Sie abtropfen und hacken alles fein.
5. Nun schälen und würfeln Sie bitte die Zwiebeln und die Knoblauchzehen.
6. Den Knoblauch hacken Sie mit dem Messer fein.
7. Erhitzen Sie das Olivenöl und dünsten Sie die Zwiebeln und den Knoblauch darin glasig an.
8. Danach stellen Sie dies auf die Seite und lassen es abkühlen.
9. Nun waschen Sie den Thymian, schütteln diesen trocken und streifen die Blättchen ab um sie anschließend klein zu hacken.
10. Drücken Sie nun das halbe Brötchen aus und mischen es in einer Schüssel mit Hackfleisch, Frischkäse, Zwiebeln, Knoblauch, Oliven, Sardellen, Kapern und Ei. Danach würzen Sie alles Herzhaft mit Salz, Pfeffer und Paprikapulver.
11. Die Hackmasse füllen Sie in die Paprikaschoten, stellen diese dicht nebeneinander in eine kleine Auflaufform und setzen die Deckel auf die Schoten.
12. Weißwein, Brühe und Lorbeer geben Sie bitte in die Form und lasse es im vorgeheizten Backofen bei 180 °C (Umluft nicht geeignet, Gas: Stufe 2-3) auf der untersten Schiene 50-60 Minuten garen.

Low Carb Reis

für 2 Portionen:

- Ein Kopf Blumenkohl

1. Wasser in einen Kartoffeldämpfer geben und erhitzen.
2. Die Blätter des Blumenkohls mit einem Messer wegschneiden.
3. Die Röschen vom Kopf des Blumenkohls mit einem Messer entfernen.
4. Die einzelnen Röschen mit Hilfe eines Reibebretts in eine Schüssel reiben.
5. Den geriebenen Blumenkohl vorsichtig in das obere Gefäß des Kartoffeldämpfers geben und für ca. 10 – 15 Minuten dämpfen. Zwischendurch immer vorsichtig umrühren, damit die Löcher des Gefäßes nicht verstopfen und immer ausreichend Dampf durchströmen kann.

Hühnchen mit Tomatensoße und Bohnen

- 500 g grüne Bohnen
- 100 g Schafskäse
- 50 g getrocknete Tomaten
- 10 Oliven
- 1 EL Butter
- 2 Filets Hähnchenbrust
- 1 EL Tomatenmark
- 75 ml Weißwein
- 50 ml Sahne
- Butterschmalz
- frischer Basilikum
- Bohnenkraut
- Salz
- Pfeffer

1. Schneiden Sie bitte die Enden der Bohnen ab und lassen Sie die Bohnen in gesalzenem Wasser gar kochen.
2. Das Wasser schütten Sie danach gut ab und geben Sie die Butter mit in den Topf.
3. Schneiden Sie als nächstes Schafskäse, getrocknete Tomaten und Oliven klein, geben Sie es ebenfalls dazu und schmecken Sie alles mit Salz, Pfeffer und Bohnenkraut ab.
4. Waschen Sie jetzt die Hähnchenbrustfilets ab, trocken tupfen und schneiden Sie diese in kleine Stücke.
5. Braten Sie anschließend die Filetstücke in Butterschmalz scharf an.
6. Wenn Sie die Hähnchenstücke knusprig braun angebraten haben, löschen Sie diese bitte mit dem Weißwein ab und lassen Sie es einköcheln.
7. Geben Sie danach Sahne und Tomatenmark dazu und lassen alles ebenfalls eindicken.
8. Zum Schluss schmecken Sie es noch mit Salz, Pfeffer und frischem Basilikum ab.

Zarte Maischolle mit Gurke und Limettensaft

Detox Fatburner

für 4 Portionen:

- 4 Schalotten
- 4 El Öl
- 1 Salatgurke
- Salz
- Pfeffer
- 2 El Weißweinessig
- 2 Tomaten
- 3 El Butter
- 4 küchenfertige Schollen mit Haut
- Limettensaft zum Beträufeln
- Scheiben einer unbehandelten Limette

1. Schalotte schälen, hacken und in 3 El erhitztem Öl andünsten
2. Salatgurke putzen, schälen und in Stücke schneiden
3. Zu den Schalotten geben und gar schmoren
4. Mit Salz und Pfeffer würzen
5. Weißweinessig hinzufügen und die Flüssigkeit fast verkochen lassen
6. Tomaten waschen, trocknen, putzen und würfeln
7. Zum Gurkengemüse geben, unterrühren und das Gemüse warm stellen
8. Butter mit restlichem Öl in einer Pfanne erhitzen
9. Die Schollen waschen, trocken tupfen und auf der Hautseite 4 Minuten braten, wenden und 2 Minuten von der anderen Seite braten
10. Mit Salz und Pfeffer würzen
11. Schollen mit etwas Limettensaft beträufeln und mit dem Gemüse und Limettenscheiben garniert servieren

Räucherlachs mit Low Carb Reis

für 2 Personen:

- 2 Stück Lachsfilet
- Ein Kopf Blumenkohl
- Salz und Pfeffer

Zubereitung Low Carb Reis:

1. Wasser in einen Kartoffeldämpfer geben und erhitzen.
2. Die Blätter des Blumenkohls mit einem Messer wegschneiden.
3. Die Röschen vom Kopf des Blumenkohls mit einem Messer entfernen.
4. Die einzelnen Röschen mit Hilfe eines Reibebretts in eine Schüssel reiben.
5. Den geriebenen Blumenkohl vorsichtig in das obere Gefäß des Kartoffeldämpfers geben und für ca. 10 – 15 Minuten dämpfen. Zwischendurch immer vorsichtig umrühren, damit die Löcher des Gefäßes nicht verstopfen und immer ausreichend Dampf durchströmen kann.

Zubereitung Lachs

1. Geben Sie 2 EL Rapsöl in eine Pfanne und geben Sie den Lachs in die Pfanne.
2. Nach ca. 6-8 Minuten wenden Sie den Lachs und braten den Fisch von der anderen Seite an.
3. Nun noch mit Salz und Pfeffer würzen.

Mandel-Kokos-Aufstrich

Detox Fatburner

für 4 Portionen:

- 200g Mandeln (alternativ 200g gehackte Mandeln)
- 4 El Kokosflocken
- 1 Tl Zimt
- 10 El Ahornsirup

1. Die Mandeln mit kochendem Wasser überbrühen und aus den braunen Häutchen drücken
2. Trocknen und klein hacken
3. Mandeln mit Kokosflocken, Zimt und Ahornsirup verrühren
4. Den Aufstrich in ein heiß ausgespültes, trockenes Glas füllen
5. hält sich etwa 1-2 Wochen im Kühlschrank

Erdbeer Fruchtaufstrich

- 250 g Erdbeeren
- 110 ml Kokosmilch
- 20 g Xucker (Premium)
- 25 g Chiasamen

1. Zuerst waschen Sie die Erdbeeren gut, entfernen das Grün und danach pürieren Sie diese mit einem Stabmixer fein.
2. Erwärmen Sie die Kokosmilch zusammen mit dem Xucker in einem Topf, bis sich der Xucker aufgelöst hat.
3. Rühren Sie nun die Kokosmilch und Chiasamen unter das Erdbeerpüree und lassen Sie alles ca. 20 Minuten im Kühlschrank quellen.

Italienische Gemüseplatte mit Zucchini und Möhren

für 4 Portionen:

- 250g Zucchini
- 3 El Öl
- 1 El Zitronensaft
- Salz
- Pfeffer
- Paprikapulver
- 1/2 Bund italienischer Kräuter
- 250g junge Möhren
- 1 Tl Gemüsebrühe
- 1/2 Tl Zucker
- 2 El Himbeeressig
- 3 El Olivenöl
- 2 Estragonzweige

1. Zucchini waschen, trocknen, putzen, in Scheiben schneiden und im heißen Öl andünsten
2. Mit Zitronensaft beträufeln, mit Salz, Pfeffer und Paprikapulver würzen
3. Die Kräuter waschen, trocken schütteln, die Blättchen hacken
4. Zum Gemüse geben
5. Wenn das Gemüse gar ist, vom Herd nehmen
6. Möhren schälen, putzen und längs in dünne Streifen schneiden
7. 6 El Wasser mit der Gemüsebrühe verrühren, Zucker und Essig unterrühren, aufkochen und die Möhrenstreifen darin ca. 5 Minuten blanchieren
8. Möhren im Sud erkalten und in einem Sieb abtropfen lassen
9. Mit dem Olivenöl mischen, Estragon waschen, trocken tupfen, die Blättchen hacken und zu den Möhren geben
10. 15 Minuten ziehen lassen
11. servieren

Tomaten-Suppe

Detox Fatburner

für 2 Portionen:

- 400 g reife Tomaten
- 10 g Butter
- 1/2 Schalotte
- 1 Zehe Knoblauch
- 125 ml Gemüsebrühe
- 2 TL Olivenöl
- 4 Blätter Basilikum
- Salz und Pfeffer

1. Erhitzen Sie in einem Topf mittlerer Größe Wasser.
2. Nun ritzen Sie zuerst die Tomatenhaut am Stielansatz kreuzweise ein und tauchen Sie diese kurz in kochendes Wasser. Danach mit kaltem Wasser abschrecken. Dann ziehen Sie die Tomatenhaut ab und würfeln Sie in kleine Stücke.
3. Hacken Sie vier Basilikumblätter, die Schalotte, den Knoblauch fein. Lassen Sie Butter in einem Topf schmelzen und geben Sie die Schalottenund Knoblauchwürfel zu. Geben Sie bitte nach kurzem Andünsten die Tomatenstücke zu.
4. Nach ca. 1. Minute gießen Sie die Brühe dazu. Lassen Sie die Suppe nun 10 Minuten zugedeckt köcheln. Danach pürieren Sie diese und gießen die Suppe durch ein feines Sieb um die Schalottenstückchen und Tomatenkerne zu entfernen.
5. Das fein gehackte Basilikum rühren Sie jetzt bitte unter. Nun schmecken Sie es noch mit Salz, Pfeffer und Stevia ab. Verteilen die Suppe auf vier Teller und garnieren noch mit je 1 TL Olivenöl und 1 Basilikumblatt.

Fischcurry mit Koriander und Joghurt

für 4 Portionen:

- 750g Heilbuttfilet
- Saft von 1 Zitrone
- 1 Knoblauchzehe
- 1 El Butter
- 1/2 Bund frisch gehackter Koriander
- 1 Tl Kurkuma
- 2 Tl Curry
- 1 El Kokosmilch
- 6 Tomaten
- 150g Joghurt
- Salz
- Pfeffer

1. Fischfilet waschen, trocken tupfen und in mundgerechte Stücke schneiden
2. Mit Zitronensaft beträufeln
3. Knoblauchzehe schälen und fein hacken
4. Butter in einem Topf erhitzen und Knoblauch darin schmoren
5. Koriander und die Gewürze, sowie Kokosmilch zugeben und 3 Minuten mitschmoren
6. Tomaten waschen, trocknen, Stielansätze entfernen, häuten, entkernen und halbieren
7. In den Topf geben
8. Alles weiter 5 Minuten schmoren
9. Joghurt unterrühren und erhitzen
10. Fischstücke in die Sauce geben und abgedeckt etwa 10 Minuten darin garen
11. Mit Salz und Pfeffer abschmecken

Low Carb Nutella

für 1 Person

Detox Fatburner

- 150 ml Schlagsahne
- 2 EL Kakaopulver
- 60 g Butter
- 50 g gemahlene Mandeln
- etwas flüssigen Süßstoff

1. Geben Sie die Butter in einen Topf und bringen Sie diese zum Schmelzen. Nun geben Sie die Sahne zu und verrühren beide Zutaten miteinander. Geben Sie den Kakao und die gemahlenen Mandeln hinzu. Nach Belieben können Sie ein paar Spritzer flüssigen Süßstoff hinzugeben.
2. Stellen Sie es bitte in einer kleinen Schüssel oder einem Glas in den Kühlschrank und lassen Sie es ca. 1 Std. fest werden. Wenn Sie die Creme gern etwas fester möchten, nehmen Sie etwas weniger Sahne, dafür mehr Butter.

Bunter Low Carb Salat

für 6 Portionen:

Für den Salat:

- 1 kleiner Kopf Rotkohl
- 1 kleiner Kopf Römersalat
- 2 mittlere Karotten

Salat:

1. Waschen Sie den Kohl, Römersalat mit frischem Wasser ab.
2. Schälen Sie die Karotte und schneiden Sie diese in dünne Streifen.
3. Schneiden Sie den Kohl und den Römersalat in dünne Streifen.

Für das Dressing:

- 4 EL Zitronen Saft
- 6 EL Jogurt
- 2 Zehen Knoblauch
- 1 TL Sesampaste

Dressing:

1. Mixen Sie den Zitronensaft mit dem Jogurt in einer Schüssel. Zerdrücken Sie den Knoblauch und geben Sie diesen zum Jogurt.
2. Nun rühren Sie das Öl ein. Geben Sie die Sesampaste hinzu und geben Sie den Kümmel hinzu. Salzen und pfeffern und zum Salat mischen.

Seezungenfilets mit Kräuterseitlingen

für 4 Portionen:

- 800g Seezungenfilet
- 1 El Zitronensaft
- Salz
- Pfeffer
- 500g Kräuterseitlinge
- 2 El Butter
- 100 ml Weißwein
- 4 El Creme fraiche
- 1 Prise Cayennepfeffer
- 1/2 Bund glatte Petersilie

1. Seezungenfilets waschen und trocken tupfen
2. Mit Zitronensaft beträufeln, mit Salz und Pfeffer würzen und in 4 Stücke teilen
3. Kräuterseitlinge putzen, feucht abreiben, klein schneiden und würzen
4. Pilze 5 Minuten in der Butter schmoren
5. Wein und Creme fraiche einrühren und mit Salz und Cayennepfeffer würzen
6. Fischfilets zusammenrollen und auf die Pilze legen
7. Abgedeckt bei geringer Temperatur etwa 8 Minuten garen
8. Petersilie waschen, trocken schütteln und die Blättchen hacken

9. Fischfilets mit der gehackten Petersilie bestreut servieren

Gewürzhähnchen mit Fenchelgemüse

für 2 Portionen:

- 1/2 Poularde (bitte vom Händler zerlegen lassen)
- 1/2 EL Fenchelsaat
- 2 EL Olivenöl
- 1 große Fenchelknolle
- Pfeffer
- ½ Zitronen
- 50 ml Weißwein
- 3 EL trockener Wermut
- 100 ml Geflügelfond
- 1/2 TL weiße Pfefferkörner
- 1 Sternanis
- 1 Msp. Zimt
- Salz

1. Waschen Sie bitte die Hähnchenteile und tupfen Sie diese mit Küchenpapier gut trocken. Schneiden Sie das überschüssige Fett bitte ab.
2. Geben Sie Fenchelsaat, Pfefferkörner, Sternanis, Zimt und etwa 1/2 TL Salz in einen Mörser und zerstoßen alles fein.
3. Reiben Sie nun die Hähnchenteile ringsherum mit der Gewürzmischung ein.
4. Erhitzen Sie das Öl in einem Bräter und lassen Sie die Teile von allen Seiten bei mittlerer Hitze 5–10 Minuten goldbraun anbraten.
5. Inzwischen putzen Sie den Fenchel, waschen und der Länge nach in Scheiben schneiden.
6. Nehmen Sie die Hähnchenteile aus dem Bräter, dünsten Sie den Fenchel 2–3 Minuten bei mittlerer Hitze im Bratfett an und würzen Sie alles mit Salz und Pfeffer.
7. Pressen Sie jetzt eine Zitrone aus und gießen Sie 1 EL Zitronensaft, Weißwein und Wermut zum Fenchel und lassen Sie es 3–4 Minuten einkochen.
8. Nun gießen Sie bitte den Geflügelfond dazu, legen Sie die Hähnchenteile auf das Gemüse, alles aufkochen und im vorgeheizten Backofen bei 180 °C etwa 20 Minuten garen.
9. Danach erhöhen Sie die Backtemperatur auf 225 °C und lassen es weitere 10 Minuten garen.
10. Nehmen Sie nun die Hähnchenteile aus dem Bräter, legen Sie diese auf das Backblech und lassen Sie sie unter dem Backofengrill noch einige Minuten knusprig braten.
11. Heben Sie den Fenchel aus dem Sud und lassen Sie den Sud in 3–4 Minuten bei starker Hitze etwas einkochen.
12. Geben Sie den Fenchel wieder zu, schmecken Sie es noch mal ab und servieren Sie es mit dem Gewürzhähnchen.

Sauce Hollandaise mit Zitrone

- 1 Eigelb
- 1 TL Dijonsenf
- 2 EL Zitronensaft
- 50 ml Milch (fettarm)
- Estragon

13. In einem Topf Wasser zum Kochen bringen und eine Metallschüssel in den Topf stellen.
14. Dann den Topf von der heißen Herdplatte ziehen.
15. Das Eigelb, den Zitronensaft in der Schüssel vermischen und weiter erwärmen.

16. Nun stellen Sie den Topf wieder auf die heiße Herdplatte und erhitzen die Mischung in der Schüssel weiter und dicken diese unter Rühren an.
17. Die Milch unter Rühren zugeben.
18. Mit Salz, Pfeffer und Estragon abschmecken.

Pilzragout in Kräuterrahm

für 4 Portionen:

- 2 El Butter
- 500g Waldpilze
- 8 El Weißwein
- 400 ml Gemüsebrühe
- 6 El Sahne
- Salz
- Pfeffer
- Cayennepfeffer
- 8 El frisch gehackte Kräuter

1. Waldpilze putzen, feucht abreiben, klein schneiden und in der heißen Butter dünsten
2. Weißwein und Gemüsebrühe angießen, aufkochen, Sahne einrühren und mit Salz, Pfeffer und Cayennepfeffer abschmecken
3. Alles 5 Minuten köcheln lassen, dann die frisch gehackten Kräuter unterheben
4. Das Pilzgemüse auf Tellern anrichten

Knuspermüsli

für 6-8 Portionen

- 600 g Kokosflocken
- 120 g gehackte Mandeln
- 90 g Sonnenblumenkerne
- 80 g Kürbiskerne
- 50 g Mandelmehl
- 8 Eiweiß am besten Größe XL
- Stevia

1. Zunächst vermischen Sie das Eiweiß mit dem Stevia.
2. Nun geben Sie alle Zutaten in eine große Schüssel vermengen Sie diese gut mit dem Eiweiß.
3. Jetzt geben Sie das Müsli auf einem Backblech mit Backpapier verteilt und für ca. 60 Minuten bei 135 Grad in den Ofen geben.
4. Das Müsli wird in der Hälfte der Zeit einmal gut vermischt, damit man sicher stellen kann das alles gleich knusprig wird und nicht verbrennt oder noch zu lasch ist.
5. Wenn das Müsli eine goldbraune Farbe angenommen hat, kann es aus dem Ofen genommen werden und ist fertig. Jetzt muss es nur noch abkühlen und dann kann man es sich schmecken lassen.

Mediterranes Omelette

Detox Fatburner

für 2 Portionen:

- 200 g Cocktailtomaten
- 1 Kugel Mozzarella
- 6 mittelgroße Eier
- 60 ml Milch
- 2 TL Butter
- 2 TL Petersilie
- 4 Zweige Basilikum
- Salz
- Pfeffer

1. Als erstes waschen und vierteln Sie bitte die Tomaten.
2. Den Mozzarella lassen Sie abtropfen und schneiden diesen in Scheiben.
3. Verquirlen Sie die Eier mit der Milch und mischen Sie die Petersilie dazu.
4. Die Butter erwärmen Sie anschließend in einer mittelgroßen Pfanne und lassen diese "aufschäumen".
5. Geben Sie nun die Eiermasse in die Pfanne und lassen die Masse kurz stocken.
6. Verteilen Sie die Tomaten und Mozzarella-Scheiben darauf und lassen es zugedeckt 3-5 Min stocken.
7. Zum Servieren lassen Sie das Omelette auf einen Teller gleiten und garnieren es mit frischem, gehackten Basilikum.

Feldsalat mit geräuchertem Tofu

für 4 Portionen:

- 1 Sellerieknolle
- 350 g Feldsalat
- 150 g geräucherter Tofu
- 2 El Olivenöl
- 200 ml Gemüsebrühe
- 2 El Himbeeressig

1. Sellerieknolle waschen und im Ganzen in kochendem Wasser 20 Minuten garen
2. Abgekühlt schälen und raspeln
3. Feldsalat waschen, trocken schleudern, putzen und verlesen
4. Geräucherten Tofu im heißen Olivenöl knusprig braten
5. Gemüsebrühe erhitzen und leicht abgekühlt mit dem Himbeeressig verrühren
6. Alle Salatzutaten auf Tellern anrichten und mit dem Dressing überziehen

Rotbarsch mit Spiegelei

für 2 Portionen:

- 2 Rotbarschfilets (je 150 g)
- 300 g Tomaten
- 1/2 Bund Petersilie
- 1⁄4 Bio-Zitrone
- 1 EL Butterschmalz oder Rapsöl
- 1 EL Öl,
- 2 Eier
- 1 EL Aceto Balsamico (Balsamessig)
- Salz, Pfeffer

7. Waschen Sie die Tomaten unter kaltem Wasser ab, tropfen Sie diese dann ab und entfernen Sie den Strunk.
8. Schneiden Sie die Tomaten nun in ca. 1 cm dicke Scheiben.
9. Waschen Sie die Petersilie unter kaltem Wasser. Nun gründlich abtropfen lassen und mit einem scharfen Messer hacken Sie diese sehr fein.
10. Heizen Sie den Backofen auf 80 Grad vor.
11. Waschen Sie den Fisch mit kaltem Wasser ab. Trocknen Sie diesen mit einem Küchentuch ab. Nun bitte mit Salz und Pfeffer würzen und anschließen mit etwas Zitronensaft beträufeln.

12. Das Butterschmalz (oder Rapsöl) erhitzen Sie nun in einer beschichteten Pfanne und braten darin das Fischfilet von beiden Seiten ca. 2 Minuten bei mittlerer Hitze an. Danach den Fisch auf einen Teller oder in eine Metallschüssel geben und im Ofen warm stellen.
13. Braten Sie nun die Tomaten in der Pfanne an. Es sollte noch genug Öl in der Pfanne sein.
14. Währenddessen erhitzen Sie das restliche Öl in einer weiteren beschichteten Pfanne und braten dort Eier an.
15. Würzen Sie die Tomaten mit Salz, Pfeffer und Balsamicoessig und geben Sie die Petersilie auf diese Zutaten.
16. Richten Sie das Gemüse auf den Tellern an und legen Sie den Fisch und das Spiegelei darauf.

Zucchinisalat mit Cashewkernen

für 4 Portionen:

- 4 Zucchini (ca. 800g)
- Salz
- Pfeffer
- 10 El Olivenöl
- 4 Tomaten
- 2 Frühlingszwiebeln
- 1 Bund Thymian
- 100g Cashewkerne
- 1 Kopf Radicchio
- 4 El Aceto balsamico

1. Zucchini waschen, trocknen, putzen und in Scheiben schneiden
2. in 3 El Öl kurz anbraten
3. Dann aus der Pfanne nehmen und auf Küchenkrepp abtropfen lassen
4. Tomaten waschen, von den Stielansätzen befreien, mit kochendem Wasser überbrühen, häuten, entkernen und das Fruchtfleisch würfeln
5. Frühlingszwiebeln waschen, trocknen, putzen und in Ringe schneiden
6. Thymian waschen, trocknen, die Blättchen abzupfen, einige Blättchen beiseitelegen, den Rest hacken
7. Cashewkerne in einer Pfanne ohne Fett rösten
8. Radicchio waschen, putzen, trocken schleudern und die Blätter auf Teller verteilen
9. Zucchinischeiben und Tomatenwürfel mit den Frühlingszwiebeln darauflegen
10. Aus Thymian, restlichem Olivenöl, Balsamico, Salz und Pfeffer ein Dressing bereiten und über den Salat geben
11. Cashewkerne darüber streuen
12. Mit den beiseitegelegten Thymianblättchen garniert servieren

Gefüllte Paprika mit Käsecreme

für 2 Portionen:

- 4 mittelgroße Paprika
- 100 g würziger Käse etwa Tallegio
- 200 g Frischkäse
- ½ Bund Schnittlauch
- 1 EL Creme Fraiche
- 1 EL Zitronensaft
- Salz & Pfeffer

1. Waschen und trocknen Sie die Paprika. Schneiden Sie diese dann in jeweils zwei Hälften und entfernen Sie das Kerngehäuse, sowie das weiße an den Schnitträndern.
2. Schneiden Sie den Käse in Würfel und geben Sie ihn zusammen mit dem Frischkäse in eine Schüssel und vermengen Sie beide Zutaten gründlich.
3. Waschen, trocknen und in feine Ringe schneiden. Fügen Sie nun den Schnittlauch zur Käse-Mischung hinzu.
4. Geben Sie den Zitronensaft und den Creme fraiche hinzu und verrühren Sie alle Zutaten gründlich. Schmecken Sie abschließend die Käse-Mischung noch mit Salz und Pfeffer ab.
5. Im letzten Schritt geben Sie mit einem Löffel die Käse-Mischung in die Paprikahälften. Fertig ist eine leckere Beilage.

Low Carb-Spaghetti mit Hackfleischsauce

für 2 Personen

- 3 Zucchini
- 1 Zwiebel
- 2 Knoblauchzehen
- 500g Hackfleisch
- 200g geschälte Tomaten
- 1 EL Tomatenmark
- Olivenöl
- Salz
- Pfeffer
- Gekörnte Gemüsebrühe
- Oregano
- Parmesan

1. Waschen Sie zuerst die Zucchini und hobeln (oder schneiden) Sie diese danach zu Spaghetti-ähnlichen Streifen. Diese stellen Sie dann auf Seite.
2. Nun erhitzen Sie das Olivenöl in einer Pfanne und braten die klein geschnittenen Zwiebeln und den gepressten Knoblauch darin an. Die Zwiebeln und den Knoblauch nun aus der Pfanne nehmen und erneut einige Tropfen Öl in die Pfanne geben. Jetzt braten Sie darin das Hackfleisch scharf an.
3. Wenn das Hackfleisch angebraten ist, geben Sie die Zwiebeln und den Knoblauch wieder hinzu. Fügen Sie anschließend das Tomatenmark sowie die geschälten Tomaten hinzu und schmecken Sie es mit Salz, Pfeffer und etwas gekörnter Gemüsebrühe ab.
4. Heben Sie nun die Zucchini-Spaghetti unter, rühren Sie es gut um und lassen Sie es etwa 1 Minute mit braten. Jetzt alles noch mal mit Salz und Pfeffer abschmecken. Mit Parmesan bestreuen und genießen.

Bunter Hirsesalat

für 4 Portionen:

- 200g Hirse
- 500 ml Gemüsebrühe
- 1/2 Salatgurke
- 250g Tomaten
- 1 Friseesalat
- 200g Joghurt
- 2 El Öl
- 2 El Tomatenketchup
- 1 El Apfelessig
- Salz
- Pfeffer
- 2 El Schnittlauchröllchen

1. Gemüsebrühe erhitzen und Hirse 20 Minuten darin garen
2. Vom Herd nehmen und abkühlen lassen
3. Salatgurke putzen, schälen und würfeln
4. Tomaten waschen, trocknen, Stielansätze entfernen und das Fruchtfleisch achteln
5. Friseesalat waschen, trocken schleudern, putzen und in mundgerechte Stücke zupfen
6. Alles mit der Hirse mischen
7. Aus Joghurt, Öl, Tomatenketchup, Apfelessig, Salz, Pfeffer und Schnittlauchröllchen ein Dressing bereiten und über den Salat geben
8. Gut vermengen und servieren

Sommerfrühstück mit Erdbeeren und Hüttenkäse

für 4 Portionen:

- 4 El Butter
- 80g kernige Haferflocken
- 4 El Zucker
- 400g Erdbeeren
- 400g Hüttenkäse

1. Die Butter in einer Pfanne zerlassen
2. Haferflocken mit dem Zucker verrühren und in der heißen Butter unter ständigem Rühren hellbraun rösten
3. Auf einen Teller geben und abkühlen lassen
4. Die Erdbeeren waschen, trocken tupfen, putzen und vierteln
5. Den Hüttenkäse mit den Haferflocken mischen und auf 4 Schälchen verteilen
6. Die Erdbeeren daraufgehen und servieren

Italienische Brokkoli-Röschen

für 4 Portionen

- Ein Kopf Brokkoli
- 1 Zwiebel
- 2/3 Tassen Wasser
- 1 EL Butter
- ½ EL Oregano
- ¼ EL Knoblauchpulver
- ¼ EL getrocknete Petersilie
- ¼ TL Salz

1. Die Brokkoliröschen von Kopf abschneiden und kurz mit Wasser waschen
2. In einen Topf Wasser zum Kochen bringen und darin den Brokkoli für wenige Minuten kochen
3. Zwiebel schälen und in kleine Stücke schneiden und diese in einer Pfanne in der Butter anbraten.
4. Den Brokkoli zugeben und für weitere 2 bis 3 Minuten erhitzen.
5. Zum Schluss alle weiteren Zutaten zugeben und kurz durchrühren.

Low Carb Eiersalat

für 2 Portionen

- 2 Eier
- 1/2 Frühlingszwiebel
- 1/2 rote Paprika
- 1-2 Gewürzgurken
- frische Petersilie

Für die Mayonnaise benötigen Sie

- 125 ml Sonnenblumenöl
- 1 Eigelb
- 1 TL Senf
- 1 TL Zitronensaft
- 1 Prise Rohrzucker
- Salz & Pfeffer

1. Zuerst legen Sie bitte die Eier in kochendes Wasser und lassen Diese 10 Minuten kochen.
2. Waschen Sie die Paprika und die Petersilie und tupfen Sie diese trocken. Schälen und schneiden Sie die Zwiebel in kleine Ringe und vierteln Sie die Paprika.
3. Bitte nehmen Sie die Gurken aus dem Glas nehmen und schneiden Sie diese klein.
4. Hacken Sie die Petersilie.
5. Geben Sie nun den Senf, Zitronensaft und das Eigelb in eine Schüssel und verrühren alles gründlich. Geben Sie je eine Prise Salz dazu. Das Öl bitte Tropfenweise hinzugeben und mit einem Schneebesen gut verrühren.
6. Erst wenn sich das Öl mit der Masse verbunden hat, bitte neues Öl hineingießen.
7. Die Mayonnaise schmecken Sie bitte ab und würzen Diese mit Salz und Pfeffer.
8. Schälen Sie die Eier, schneiden Sie diese in kleine Stücke und stellen Sie die Eier zum Abkühlen beiseite.
9. Paprika, Frühlingszwiebel, Gurke und die frische Mayonnaise geben Sie bitte in eine Schüssel und verrühren alles. Nun heben Sie die Eier vorsichtig unter und durchrühren es noch mal.
10. Bestreuen Sie den Eiersalat mit Petersilie bestreuen und servieren Sie es.

Chicoreesalat mit Trauben und Mango

für 4 Portionen:

- 2 Chicoreestauden
- 400g grüne Trauben
- 1 Mango
- 1/2 Honigmelone
- 100g getrocknete Datteln
- 250 ml Buttermilch
- 5 El Grappa
- 2 El Creme double
- 3 El Mangosaft
- Zitronenpfeffer
- je 1 Prise Kardamomund Nelkenpulver
- 50g gehackte Pekannüsse

1. Chicorée waschen, trocknen, halbieren, den bitteren Strunk herausschneiden und Blätter in Streifen schneiden
2. Trauben waschen, trocken tupfen, halbieren und entkernen
3. Mango schälen, halbieren, das Fruchtfleisch in Spalten vom Kern schneiden
4. Melone entkernen und das Fruchtfleisch mit einem Kugelausstecher herauslösen
5. Datteln vom Kern befreien und in Streifen schneiden
6. Die Früchte und den Chicorée in einer Schüssel mischen
7. Buttermilch mit dem Grappa, der Creme double und dem Mangosaft verrühren und mit den Gewürzen abschmecken
8. Über den Salat geben und mit den Pekannüssen garniert servieren

Leckere Zucchini Rösti

für 2 Portionen:

- 350 Gramm Zucchini
- 1 EL Salz
- 1 El
- 40 Gramm Parmesan
- 1 Zehe Knoblauch
- 30 G Butter

1. Die Zucchini kurz unter fließendem Wasser waschen.
2. Die Zucchini grob zerkleinern und mir Salz in einer Schüssel gut vermengen.
3. Für ca. 15 Minuten stehen lassen.
4. Nun die Masse mit Ihren Händen pressen, sodass die Flüssigkeit herausläuft.
5. Die Masse nun mit Ei, Parmesan und Knoblauch verrühren.
6. In einer Pfanne 2 TL Butter zum Schmelzen bringen.
7. Formen Sie pro Rösti zwei EL der Zucchinimasse in Röstiform und braten Sie diese in der Pfanne an.
8. Die Bratzeit sollte ca. 6 Minuten betraten.
9. Wiederholen Sie den letzten Vorgang so oft, bis keine Masse mehr übrig ist.

Gefüllte Tomaten mit Fisch

für 2 Portionen:

- 4 große Tomaten
- 2 Dosen Thunfisch (im eigenen Saft)
- 125 g Sojajoghurt
- 4 Eier
- 1 TL Senf
- 1 Spritzer frischen Zitronensaft
- 1/2 Bund Petersilie
- Muskat
- Meersalz & Pfeffer

1. Als erstes waschen Sie bitte die Tomaten und schneiden den Stielansatz komplett ab.
2. Entfernen Sie die Kerne der Tomaten.
3. Lassen Sie die Eier hart kochen, anschließend pellen Sie diese ab und schneiden Sie sie in kleine Stückchen.
4. Geben Sie nun den Thunfisch in eine Schüssel und heben Sie den Joghurt, die Eier, Salz, Pfeffer und etwas gehackte Petersilie unter.
5. Schmecken Sie alles mit einem Spritzer Zitrone und etwas Muskat ab.
6. Füllen Sie jetzt den Thunfischsalat in die Tomaten, bestreuen Sie diese mit etwas Petersilie und servieren Sie die Tomaten sofort.

Spargelsuppe mit Lachsfilet

für 4 Portionen:

- 600g weißer Spargel
- 1 Liter Hühnerbrühe
- 200g Lachsfilet
- 2 El Öl
- 100 ml Sahne
- Salz & Pfeffer
- Muskat
- etwas Zitronensaft
- 2 Frühlingszwiebeln

1. Spargel waschen, schälen, die Enden abschneiden und die Spargelstangen in 3 cm lange Stücke schneiden
2. Spitzen beiseitelegen
3. Spargelstücke in der Hühnerbrühe bissfest garen
4. Lachsfilet waschen, trocken tupfen und in Streifen schneiden
5. Im heißen Öl braten, herausnehmen und auf Küchenpapier abtropfen lassen
6. Die Spargelstücke in der Brühe pürieren und mit der Sahne verfeinern

7. Mit Salz, Pfeffer und Muskat würzen
8. Spargelspitzen 5 Minuten in der Suppe ziehen lassen
9. Alles mit Zitronensaft abschmecken
10. Lachsstücke in die Suppe geben, Frühlingszwiebeln über die Suppe streuen und sofort servieren

Low Carb Nudeln mit Käse

für 3 Portionen:

- 500 g Zucchini in Spaghetti geschnitten
- 100 g Italienische Mortadella (die Original mit Speckstücken, Pistazien und ganzem Pfeffer) fein gewürfelt
- 1/2 Zwiebel fein gewürfelt
- 1/2 Knoblauchzehe fein gehackt
- 250 g geschälte Tomaten aus der Dose
- 50 g Frischkäse (fett oder 16%)
- 1/2 TL Erythritol (Hier können Sie auch Stevia nehmen, oder die süße weglassen, sofern Ihnen dies schmeckt)
- 25 g Parmesan frisch gerieben
- Salz und schwarzen Pfeffer
- Olivenöl

1. Dünsten Sie als erstes die Zwiebel und den Knoblauch in etwas Olivenöl glasig an.
2. Geben Sie anschließend die geschälten Tomaten dazu und lassen es 20 Minuten köcheln.
3. Fügen Sie nun das Erythritol und die Mortadellawürfel hinzu und lassen es weitere 5 Minuten köcheln.
4. Als nächstes rühren Sie den Frischkäse unter und schmecken alles mit Salz und Pfeffer ab.
5. Die Zucchini Nudeln braten Sie in einem Topf mit Olivenöl an, lassen diese einige Minuten unter gelegentlichem Rühren bissfest werden und würzen Sie mit Salz und schwarzem Pfeffer.
6. Die Zudeln (Zucchini Nudeln) richten Sie mit der Soße und dem frischen Parmesan an.

Thunfisch-Salat

für 2 Portionen:

- 1 Dose Thunfisch im eigenen Saft
- 2 Eier
- 200g Kidney Bohnen
- 50g Mais
- 1/2 rote Paprika
- 2 Frühlingszwiebeln
- 1 Bund Koriander
- 1 BIO Zitrone
- Salz
- Pfeffer
- Muskatnuss
- 1 EL Olivenöl

1. Eier hart kochen
2. Paprika waschen, in kleine Stücke schneiden
3. Bohnen und Mais abtropfen lassen
4. Frühlingszwiebel waschen, in kleine Scheiben schneiden
5. Korinader waschen, trocken schütteln
6. Thunfisch in eine Schüssel geben
7. Paprika, Mais, Bohnen, Frühlingszwiebel, 1 EL Olivenöl hinzugeben und vermischen
8. Eier schälen, in kleine Stücke schneiden
9. Zum Salat geben
10. Die Hälfte vom Koriander klein hacken und hinzufügen
11. restlichen Korianderblätter vom Stiel trennen und beiseitelegen

12. Salat mit Salz, Pfeffer, Muskat abschmecken
13. etwas Zitronenabrieb zum Salat geben
14. mit den restlichen Korianderblättern garnieren

Seezunge Zitronen-Champignons Päckchen

für 2 Portionen:

- 300 g Seezungenfilet (oder Heilbutt, Kabeljau)
- 600 g kleine Champignons
- 2 Zehen
- 1 TL Bio-Zitronenschale
- 2 EL Zitronensaft
- 2 EL Petersilie
- 1 TL Öl
- 1 Paprika
- Salz und Pfeffer

1. Mischen Sie zuerst die ganzen, kleinen Champignons, gehackte Knoblauchzehen, gehackte Bio-Zitronenschale, Zitronensaft, gehackte Petersilie, Salz und Pfeffer in einer kleinen, ofenfesten Form. Verschließen Sie diese gut mit Alufolie und lassen Sie das Gemüse im vorgeheizten Ofen
2. (E-Herd: 180 °C, Gas: Stufe 2-3, Umluft: 160 °C) 20 Minuten garen, dabei bildet sich auch reichlich Soße. Bestreichen Sie nun ein Stück Alufolie mit Öl, salzen, pfeffern Sie die Seezungenfilet und legen Sie diese auf die Folie.
3. Schneiden Sie anschließend die Paprika in Streifen und legen Sie sie auf den Fisch legen.
4. Verschließen Sie jetzt die Folie gut.
5. Zuletzt lassen Sie die Seezungenfilets die letzten 12 Minuten mit dem Gemüse im Ofen garen.

Hähnchen mit Cashewkruste

für 2 Portionen:

- 2 Hähnchenbrustfilets
- 250 g TKBlattspinat
- ½ Brötchen vom Vortag. (Ich empfehle hier Low Carb Brötchen)
- 15 g gesalzene geröstete Cashewkerne
- 1 Ei
- 2 EL Öl
- 1 Zwiebel
- 1 Knoblauchzehe
- 2 TL Butter
- Muskatnuss
- Salz
- Pfeffer

1. Den Spinat bitte auftauen.
2. Erhitzen Sie ein Blech im heißen Ofen bei 220 Grad (Umluft 200 Grad) auf der mittleren Schiene. Zerkleinern Sie jetzt das Brötchen und die Cashewkerne, wenn vorhanden in einem Blitzhacker.
3. Würzen Sie bitte die Hähnchenbrustfilets mit Salz und Pfeffer.
4. Das Ei verquirlen Sie bitte, wenden die Filets darin und lassen Sie diese anschließend abtropfen.
5. Danach wenden Sie die Hähnchenbrustfilets in der Cashew-Brötchen- Mischung.
6. Erhitzen Sie als nächstes Öl in einem kleinen Topf, setzen die Filets darauf und beträufeln Sie diese zusätzlich mit Öl.
7. Jetzt braten Sie die Filets im heißen Ofen 15 Min, dabei wenden Sie diese nach der Hälfte der Zeit.
8. Währenddessen würfeln Sie die Zwiebel und den Knoblauch fein und drücken Sie den Spinat aus. Nun erhitzen Sie die Butter und dünsten darin die Zwiebeln und den Knoblauch darin an.
9. Geben Sie den Spinat dazu und dünsten Sie ihn ca. 4–5 Min. mit an.

10. Würzen Sie alles mit Salz, Pfeffer und Muskat und servieren Sie es mit den Filets zusammen.

Zander in sahniger Kerbelsauce

für 4 Portionen:

- 750g Zanderfilet
- Saft von 1 Zitrone
- 2 Schalotten
- 4 El gehackter Kerbel
- 5 El Butter plus 50g Butter
- 125 ml Fischfond
- 125 ml Sahne
- 1 Möhre
- 1 Eigelb

1. Zanderfilet waschen und trocken tupfen
2. In Stücke schneiden und mit dem Zitronensaft beträufeln
3. Die Schalotten schälen und hacken
4. Die Hälfte des Kerbels in 2 El Butter glasig schmoren
5. Fischfond und Sahne angießen und alles um 1/3 einkochen lassen
6. Möhre putzen und schälen
7. In dünne Streifen schneiden
8. Fischstücke in 3 El heißer Butter von jeder Seite etwa 3 Minuten braten
9. Möhrenstreifen mitschmoren
10. Eigelb in die Kerbelsauce rühren und cremig schlagen
11. Restliche Butter in Flöckchen unterrühren
12. Abschmecken und mit restlichem Kerbel verfeinern
13. Zu Fisch und Möhren reichen

Low Carb Müsli-Riegel

für 10 Riegel:

- 200 g Kokosraspeln
- 100 g Sonnenblumenkerne
- 50 g Mandelmehl
- 50 g Walnüsse
- 50 g gehackte Mandeln
- 4 Eiklar

1. Heizen Sie Ihren Backofen auf 130 Grad vor.
2. Geben Sie zunächst alle Zutaten, außer die Eiklar, in eine Schüssel und vermengen Sie alles miteinander.
3. Nun trennen Sie die Eiklar und geben diese zu den vermengten Zutaten hinzu und rühren alles gut durch.
4. Nun für ca. 1 Stunden in den Backofengeben und goldbraun backen lassen.

Detox Fatburner

Blumenkohl-Brokkoli-Salat

für 4 Portionen:

- je 400g Brokkoliund Blumenkohlröschen
- 300 ml Gemüsebrühe
- 1 hart gekochtes Ei
- 150g Joghurt
- 50 g Creme fraiche
- 2 EL Obstessig
- Saft von 1/2 Zitrone
- 1 Tl Currypulver
- Salz
- Pfeffer
- Zucker
- 1/2 Bund Schnittlauch

1. Brokkoliund Blumenkohlröschen waschen und in der kochenden Gemüsebrühe abgedeckt etwa 7 Minuten bissfest garen
2. Abgießen und abkühlen lassen
3. Hart gekochtes Ei schälen und fein hacken
4. Joghurt mit der Creme fraiche, dem Obstessig, Zitronensaft, Currypulver, Salz, Pfeffer und Zucker nach Geschmack mischen
5. Blumenkohl und Brokkoli mit der Sauce mischen
6. Schnittlauch waschen, trocknen und in Röllchen schneiden
7. Salat mit Ei und Schnittlauch garnieren

Gebratener Rosenkohl mit Nüssen

für 6 Portionen:

- 1kg Rosenkohl
- 2 EL Olivenöl
- 2 EL Balsamico Essig
- 50 g gehackte Walnüssen
- 50 g geriebener Parmesan
- Salz & Pfeffer

1. Heizen Sie den Ofen auf 190 Grad vor.
2. Entfernen Sie den Stamm des Rosenkohls und waschen Sie die Blätter gut ab. Schneiden Sie jedes Blatt in zwei Hälften.
3. Braten Sie die Blätter in der Pfanne an und verteilen Sie gleichmäßig Öl und Essig über die Blätter. Sie können auch vor den Braten in einer großen Schüssel die Blätter mit dem Öl und Essig vermengen.
4. Geben Sie den Kohl in einer Auflaufform und rösten Sie kurz die Nüsse in der Pfanne in der Sie den Kohl zubereitet haben.
5. Nach wenigen Minuten unter starker Hitze geben Sie die Nüsse in die Auflaufform und fügen sie Salz und Pfeffer zu.
6. Geben Sie die Auflaufform für ca. 20 Minuten in den Ofen.
7. Geben Sie die Zutaten in einer Schüssel und geben Sie den Käse zu. Fertig ist ein leckeres Gericht.

Detox Fatburner

Ananas Low Carb Hamburger

für 2 Portionen:

- ½ mittelgroße Ananas
- ½ mittelgroße rote Zwiebel
- ½ Zwiebel mittlerer Größe
- 300 g Rinderhackfleisch
- 1/4 TL Chilipulver
- 1 EL Kokosöl
- Salz & Pfeffer

1. Schälen Sie die Ananas und schneiden Sie diese in vier Scheiben und entfernen diese jeweils vom Strunk in der Mitte.
2. Schälen Sie jetzt die rote Zwiebel und schneiden Sie sie in große Ringe.
3. Die kleine Zwiebel schälen Sie, diese scheiden Sie in kleine Würfel und verkneten Sie die Zwiebeln zusammen mit dem Hackfleisch, dem Chilipulver sowie Salz und Pfeffer zu einer Masse. Formen Sie anschließend aus der Fleischmasse vier Burger.
4. Erhitzen Sie in zwei Pfannen je 1 EL Kokosöl auf mittlerer Stufe und braten Sie die Burger, die Ananas und die Zwiebelringe auf die Pfannen verteilen leicht braun an.
5. Nach einigen Minuten bitte alles wenden.
6. Braten Sie die Burger bei mittlerer Hitze solange bis diese durch sind.
7. Sie können das am einfachsten testen, indem Sie mit dem Pfannenwender leicht draufdrücken. Tritt dann kein Fleischsaft mehr aus, ist das Fleisch gar.
8. Zum Servieren richten Sie die Hamburger wie folgt auf vorgewärmten Tellern an: Zuerst eine Scheibe Ananas, dann einen Burger, eine Schicht Zwiebelring und zum Abschluss die zweite Ananasscheibe aufsetzen.

Tomaten-Eier-Salat mit Schnittlauchröllchen

für 4 Portionen:

- 500g Tomaten
- 1 Bund Schnittlauch
- 5 hart gekochte Eier
- Saft von 1 Zitrone
- 3 El Sonnenblumenöl
- Senf
- Salz
- Pfeffer
- 2 El frisch gehackter Kerbel zum Garnieren

1. Tomaten waschen, Stielansätze entfernen, Früchte mit kochendem Wasser überbrühen, häuten, entkernen und das Fruchtfleisch würfeln
2. Schnittlauch waschen, trocken tupfen und in Röllchen schneiden
3. Die Eier schälen und achteln
4. 4 Eier in einer Schüssel mit den Tomaten und dem Schnittlauch mischen
5. Zitronensaft, Sonnenblumenöl, Senf, Salz und Pfeffer verrühren und über den Salat geben
6. Mit dem restlichen geachtelten Ei und dem frisch gehackten Kerbel garniert servieren

Muffins mit Gemüse

für 16 Muffins

- 1 mittelgroßer Blumenkohl geraspelt
- 1 Brokkoli 500 g geraspelt
- 1 rote Zwiebel fein gehackt
- 400 g Hausmacher Blutwurst aus der Dose klein geschnitten
- 3 Eier Größe L zu Rührei verrührt
- Salz und Pfeffer
- Fett zum Braten

1. Als erstes heizen Sie den Backofen auf 180 Grad Umluft vor.
2. Dünsten Sie die Zwiebel in etwas Fett in einem großen Topf glasig an.
3. Fügen Sie anschließend den Blumenkohl und den Brokkoli dazu und lassen Sie alles unter Rühren heiß werden. Nun geben Sie auch die Blutwurststücke mit rein und lösen diese unter Rühren auf.
4. Die braune, dickere Soße schmecken Sie mit Salz und Pfeffer kräftig ab.
5. Lassen Sie die Mischung lauwarm abkühlen und rühren dann das flüssige Rührei unter.
6. Zum Schluss befüllen Sie das Muffinblech mit der Masse oder Sie verwenden eine Auflaufform und lassen es 30 Minuten backen.

Selleriecremesuppe mit Austernpilzen

für 4 Portionen:

- 330g Knollensellerie
- 800 ml Gemüsebrühe
- Salz
- Pfeffer
- 8 El Sahne
- 200g Austernpilze
- 4 El Pflanzenöl
- Schnittlauchröllchen zum Garnieren

1. Knollensellerie waschen, schälen und in Stücke schneiden
2. Gemüsebrühe aufkochen und den Knollensellerie darin etwa 10 Minuten garen
3. Pürieren und mit Salz und Pfeffer würzen
4. Die Sahne schlagen und unter die Suppe heben
5. Austernpilze feucht abwischen, putzen und in Stücke schneiden
6. Im heißen Pflanzenöl unter Rühren 5 Minuten braten
7. Mit Salz und Pfeffer würzen
8. Die Pilze in die Suppe geben und mit Schnittlauchröllchen garniert servieren

Gebratene grüne Bohnen garniert mit Knoblauch

für 8 Portionen:

- 10 ungeschälte Knoblauchzehen
- 2 Teelöffel Olivenöl
- ¼ Tasse Olivenöl
- 1 Tasse Wasser
- 1 Tasse gesalzene Cashews, grob gehackt
- ½ TL Salz
- ¼ TL Pfeffer

1. Heizen Sie den Ofen auf 375 Grad vor
2. Entfernen Sie die Stielenden des Knoblauchs
3. Geben Sie den Knoblauch nun auf Backpapier und beträufeln Sie diesen mit 2 TL Olivenöl
4. Backen Sie den Knoblauch nun für 30 Minuten bis die Zehen weich sind.
5. Aus dem Ofen nehmen kurz abkühlen lassen und die Schale entfernen.

6. Dann mit einer Gabel o. ä. zu einer Paste zerdrücken
7. In einen Schmortop das restliche Öl bei mittlerer Hitze erwärmen und darin die Bohnen und den Knoblauch 2-3 Minuten erwärmen.
8. Fügen Sie nun Wasser hinzu und bringen Sie alles zum Kochen.
9. 7-10 Minuten aufgedeckt kochen lassen, bis das Wasser fast verdampft ist und die Bohnen weich sind.
10. Ab und an umrühren und nach der Garzeit die Cashews zugeben und mit Salz und Pfeffer würzen.

Fisch-Gemüse-Pfanne

für 1 Portionen:

- 300 g Fischfilet
- 4 Frühlingszwiebeln
- 100 g Zuckererbsen
- 2 Zucchino
- 200 g Champignons
- 2 TL Olivenöl
- 300 g Tomaten mit Basilikum
- 1 Bund Schnittlauch
- 4 Prisen Salz
- 4 Prisen Pfeffer

1. Bitte spülen Sie das Fischfilet ab und schneiden es in grobe Würfel.
2. Anschließend putzen Sie die Frühlingszwiebeln, abspülen und dann schneiden Sie diese in Ringe. Putzen Sie ebenfalls die Zuckererbsen, Zucchini und Champignons und schneiden Sie alles klein. Jetzt erhitzen Sie Olivenöl in einer Pfanne, braten Sie das vorbereitete Gemüse darin ca. 4 Minuten an und würzen Sie alles mit Salz und Pfeffer.
3. Geben Sie nun die Tomaten mit Basilikum zu und lassen Sie es ca. 3 Minuten köcheln. Legen Sie die Fischstücke ein und lassen alles zugedeckt ca. 5 Minuten bei schwacher Hitze gar ziehen. Zum Schluss schmecken Sie es mit Salz und Pfeffer ab, schneiden den Schnittlauch in feine Röllchen und streuen diesen über den Fisch.

Rotkohlgemüse mit Nüssen und Creme fraiche

für 4 Portionen:

- 700g Rotkohl
- 3 El Dinkelmehl
- 2 El Butter
- 500 ml Gemüsebrühe
- Salz
- Pfeffer
- 1 Tl Zitronensaft
- 100g Creme fraiche
- 2 El gehackte Haselnüsse

1. Rotkohlblätter waschen, trocknen, putzen und in feine Streifen hobeln, dabei die harten Strünke entfernen
2. Dinkelmehl in der heißen Butter anschwitzen, die Gemüsebrühe angießen und mit Salz, Pfeffer und Zitronensaft würzen
3. Rotkohlstreifen 5 Minuten in der Sauce erwärmen
4. Creme fraiche unterrühren
5. Gehackte Haselnüsse in einer Pfanne ohne Fett rösten, über die Rotkohlpfanne streuen und sofort servieren

Hähnchenbrust mit Bananen-Buttermilch dazu Couscous

Detox Fatburner

für 2 Portionen:

- 150 g Möhren
- 1 Zwiebel
- 1 Knoblauchzehe
- 800 g Hähnchenbrustfilet
- 80 g Cashewkerne
- 4 EL Öl
- 2 TL Currypulver
- 250 g Couscous
- ½ TL Kurkumapulver (ersatzweise Currypulver)
- 800 ml warme Gemüsebrühe (Instant)
- 300 ml Buttermilch (Kühlregal)
- 1 Banane
- Salz & Pfeffer

1. Zuerst werden die Möhren gewaschen, geschält und in grobe Streifen gehobelt. Danach die Zwiebel schälen und fein würfeln sowie den Knoblauch schälen und pressen.
2. Nun waschen Sie das Hähnchenbrustfilet, tupfen es trocken und schneiden Sie es in circa 2 cm kleine Stücke.
3. Die Cashewkerne ohne Fett in einer Pfanne leicht goldbraun anrösten und dann an die Seite stellen. Jetzt werden zwei Esslöffel Öl in der Pfanne erhitzt und braten Sie darin das Hähnchenbrustfilet an. Den Knoblauch, die Möhren und die Zwiebelwürfel dazugeben und auch diese kurz mit anbraten und dann alles mit Currypulver bestreuen.
4. In der Zwischenzeit das Couscous in eine Schüssel geben und mit zwei Esslöffel Olivenöl beträufeln und mit einer Gabel auflockern.
5. Nun wird die Kurkuma zum Couscous geben und mit 500 ml warmer Gemüsebrühe übergossen. Lassen Sie es für circa 10 Minuten ziehen. Währenddessen müssen Sie den Couscous immer wieder mit einer Gabel auflockern.
6. Gießen Sie jetzt die restliche Gemüsebrühe und die Bananen-Buttermilch zum Fleisch dazu und kochen Sie alles unter Rühren auf.
7. Die Banane in ca. ½ cm dicke Scheiben schneiden und die Sauce mit Salz und Pfeffer abschmecken. Jetzt kann das Ganze vom Herd genommen werden und noch die Bananenscheiben vorsichtig unterheben. Die Couscous am besten in einer Ringform auf einem Teller anrichten damit das Hühnercurry in der Mitte Platz hat und zum Schluss mit den Cashewnüssen bestreuen.

Spargelpfanne mit Garnelen und Pilzen

für 4 Portionen:

- 6 getrocknete Shiitakepilze
- 250g Möhren
- 750g grüner Spargel
- Salz & Pfeffer
- 3 El Sesamöl
- 2 Knoblauchzehen
- 1 rote Chilischote
- 200 ml Hühnerbrühe
- 3 El Austernsauce
- 150g geschälte Garnelen

1. Pilze etwa 10 Minuten in warmem Wasser einweichen
2. Möhre putzen, schälen und in Stifte schneiden
3. Spargelstangen waschen, putzen, im unteren Drittel schälen und schräg in Stücke schneiden
4. Spargel in kochendem Salzwasser 5 Minuten blanchieren
5. Pilz-Einweichwasser abgießen, harte Stiele entfernen und die Pilzhüte in Streifen schneiden
6. Öl im Wok erhitzen
7. Knoblauch schälen und würfeln
8. Chilischote waschen, putzen, entkernen und fein hacken

9. Beides im heißen Öl andünsten
10. Abgetropften Spargel, Pilze und Möhrenstifte zugeben und 3 Minuten unter Rühren darin braten
11. Hühnerbrühe und Austernsauce angießen und aufkochen
12. Garnelen entlarven, waschen, hinzufügen und 3 Minuten mitschmoren
13. Mit Salz und Pfeffer abschmecken

Fischfilet-Curry

für 2 Portionen:

- 400 g Fischfilet
- 600 g Zucchini
- 1 kleine Paprika
- 3 Lauchzwiebeln
- 1 Zehe Knoblauch
- 1 Stk. frischer Ingwer
- 1 TL Olivenöl
- 1 TL milde Currypaste
- 180 ml Gemüsebrühe
- 3 EL Limettensaft

1. Als erstes putzen Sie bitte die Zucchini, Paprika und Lauchzwiebeln und schneiden Sie alles klein. Anschließend schälen Sie die Knoblauchzehe und den Ingwer, fein würfeln und dünsten Sie jetzt beides in 1 TL Olivenöl an, fügen Sie die Currypaste hinzufügen.
2. Danach geben Sie auch das Gemüse und die Gemüsebrühe zu und alles ca. 2 Minuten köcheln. Spülen Sie nun das Fischfilet ab, trocken tupfen, würfeln und beträufeln Sie es noch mit Limettensaft.
3. Als letztes lassen Sie die Fischwürfel ca. 3-5 Minuten im Curry ziehen.

Hähnchen mit gerösteten Gemüse

für 2Portionen:

- 2 kleine Zucchini in grobe Stücke geschnitten
- 2 rote Zwiebel geviertelt
- 10 braune Champignons halbiert
- 2 rote Spitzpaprika (alternativ normale Paprika)
- 2 Hähnchenkeule am Gelenk zerteilt
- Gewürze
- Olivenöl

1. Geben Sie die Hähnchenteile in eine Marinade aus einem guten Curry, Rosenpaprika, Kräuter, Chiliflocken, Salz und Pfeffer etc. und etwas Olivenöl und lassen Sie diese für mehrere Stunden ziehen.
2. Im Anschluss heizen Sie den Backofen auf 180 Grad Umluft vor.
3. Geben Sie das grob geschnittene Gemüse auf ein tiefes Backblech, in eine große Auflaufform oder einen flachen Bräter und vermischen Sie alles gut.
4. Würzen Sie das Gemüse mit den gleichen Gewürzen wie bei der Hähnchenmarinade kräftig, geben Sie das Olivenöl über die gewürzte Gemüsemischung drüber und mischen Sie alles mit einem Pfannenwender noch mal gut durch.
5. Legen Sie nun die gewürzten Hähnchenteile auf das Gemüse und geben Sie alles für 40 Minuten in den Ofen.

Tofugeschnetzeltes mit Austernpilzen

Detox Fatburner

für 4 Portionen:

- 200g Tofu
- Salz
- Pfeffer
- 2 El Limettensaft
- 1/2 TL Currypulver
- 2 El Sojasauce
- 4 El Olivenöl
- 40g Austernpilze
- 1 El Mehl
- 100g Creme fraiche
- 3 El Weißwein
- Muskatnuss
- Cayennepfeffer
- 1 Frühlingszwiebel

1. Tofu in Streifen schneiden, mit Salz und Pfeffer würzen
2. Limettensaft mit Curry und Sojasauce mischen und die Tofustreifen darin etwa 15 Minuten marinieren
3. Austernpilze putzen, feucht abreiben, klein schneiden und in 2 El heißem Öl schmoren
4. Mehl über Pilze stäuben und anrösten
5. Creme fraiche und Wein hinzufügen und unterrühren
6. Mit Muskat und Cayennepfeffer würzen und 8 Minuten köcheln
7. Tofustreifen abtropfen lassen und im restlichen Öl in einer zweiten Pfanne knusprig braten
8. Unter die Pilzmischung heben
9. Frühlingszwiebel waschen, trocknen und in Ringe schneiden
10. Gericht auf Teller verteilen und mit den Frühlingsröllchen garnieren
11. Dazu nach Packungsanweisung gegarten Langkornreis servieren

Ricottaküchlein

für 4 Portionen:

- 40 g Parmesan
- 400 g Ricotta
- 1 Eigelb
- Salz, Pfeffer, Muskat
- 1 TL geriebene Zitronenschale

1. Reiben Sie den Parmesan und mischen Sie den Ricotta in einer Schüssel zu einer Masse. Dann geben Sie das Eigelb sowie Salz, Pfeffer und Muskat zu.
2. Rühren Sie alles gut durch und geben Sie nun die geriebene Zitronenschale zu.
3. Geben Sie etwas Öl in einer Pfanne und geben Sie einige Löffel der Ricotta-Mischung nebeneinander in die Pfanne. Nachdem diese an der Unterseite goldbraun sind, wenden Sie Küchlein und braten diese von der anderen Seite an. Fertig...

Low Carb Pfannkuchen mit Lachs

für 3 Portionen

Detox Fatburner

- 70 g Mandelmehl
- 80 g Eiweißpulver
- 3 Eier
- Wasser
- Für die Füllung
- 200 g Lachsfilet geräuchert
- 40 g Frischkäse
- 40 g Meerrettich
- 1/4 Bio Gurke
- 3 4 Stängel Dill
- 1 Bio Zitrone
- 1 Prise Salz

Zubereitung:

1. Zum Anfang vermischen Sie bitte das Eiweißpulver mit dem Mandelmehl in einer großen Schüssel.
2. Trennen Sie ein Ei. Das Eiweiß schlagen Sie schön steif.
3. Die anderen zwei Eier, Wasser und eine Prise Salz geben Sie zu der Mehlmischung und mixen alles durch.
4. Das Eiweiß heben Sie bitte vorsichtig mit einem Löffel unter.
5. Pinseln Sie eine beschichtete Pfanne mit Öl aus und backen 4 6 gleichgroße Pfannkuchen.
6. Danach lassen Sie diese gut abkühlen und schneiden Sie die Rundungen links und rechts ab. Die Abschnitte können Sie später einfach mit einrollen. Vermischen Sie den Frischkäse mit dem Meerrettich und streichen Sie die Mischung dünn auf die Pfannkuchen.
7. Trennen Sie die Lachsscheiben trennen und wollen Sie 4 6 kleine Stückchen zusammen und legen Sie diese bei Seite.
8. Die übrigen Lachsscheiben verteilen Sie auf die Pfannkuchen und beträufeln Sie diese mit Zitrone.
9. Waschen Sie nun die Salatgurke, schneiden Sie diese längs in dünne Streifen und verteilen Sie diese mit etwas Dill auf die Pfannkuchen.
10. Die Pfannkuchenabschnitte legen Sie mit hinein und die Pfannkuchen rollen Sie zusammen. Zum Schluss legen Sie die eingerollten Lachsstückchen auf die Pfannkuchen, geben ein paar Dillspitzen dazugeben und beträufeln alles mit ein paar Tropfen Zitrone.

Kohlrouladen mit Hackfleisch Rezept

für 2 Personen

- 50 g Schalotten
- 1/2 Ei
- 1/2 Weißkohl (ca 600 g)
- 1/2 EL Tomatenmark
- 1/2 kleine Stange Porree
- 1/2 Glas (200 ml) Gemüsefond
- 200 g mageres gemischtes Hackfleisch
- 1 EL Öl
- 1/2 TL Kümmel
- Etwas Pfeffer und Jodsalz
- Holzspieße und Küchengarn

1. Zuerst putzen Sie bitte den Weißkohl und lösen danach acht große Blätter ab. Diese geben Sie dann in kochendes Salzwasser und lassen sie circa 1 Minute garen.
2. Danach nehmen Sie die Blätter heraus und lassen diese gut abtropfen. Den restlichen Kohl hacken Sie bitte klein.
3. Die dicken Blattrippen der Hüllblätter schneiden Sie etwas flacher. Jetzt breiten Sie jeweils 2 überlappend auf einer Arbeitsplatte aus.
4. Nun können Sie den Porree putzen, in feine Ringe schneiden und mit Hackfleisch, Ei, Salz, Pfeffer und Kümmel verkneten.
5. Die Mischung verteilen Sie bitte auf den Kohlblättern und dann die Blätter von den Seiten nach innen einschlagen und gut fest aufrollen.
6. Stecken Sie die Rouladen mit Holzspießen fest und danach mit Küchengarn umwickeln.

7. Jetzt schälen Sie noch die Schalotten und erhitzen das Öl in einem Topf.
8. Braten Sie die Rouladen darin an und geben Sie die Schalotten und das Tomatenmark dazu.
9. Nun können Sie es mit dem Fond ablöschen und alles etwa 40 Minuten schmoren lassen. Die Rouladen und den Fond, bis auf 4 EL, stellen Sie bitte warm.
10. Den restlichen Kohl schmoren Sie im Fond etwa 15 Minuten an, schmecken alles noch mal ab und würzen es nach eigenem Belieben.

Gemüse-Puten-Curry

für 1 Portion:

- 1/2 mittelgroße, rote Paprika
- 1/2 mittelgroße, grüne Paprika
- 50 g Bohnen (tiefgekühlt)
- 1/2 mittelgroße Zucchini
- 1 mittelgroße Karotte
- 1 Zehe Knoblauch
- 1/2 Stange Frühlingszwiebel
- 1 Schote Chili
- 15 g frischen Ingwer
- 130 g Putenbrust
- 3 TL Erdnussöl
- 1 TL scharfe Currypaste
- 100 ml Kokosmilch
- 1 Bund frischer Koriander
- Salz
- Pfeffer

1. Zuerst lassen Sie die Bohnen im Salzwasser bissfest garen.
2. Währenddessen schneiden Sie bitte den Paprika und die Zucchini klein, die Möhre und die Lauchzwiebel schälen Sie und hacken diese ebenfalls klein.
3. Hacken Sie bitte auch den Knoblauch und den Chili, schälen Sie den Ingwer und raspeln Sie diesen fein.
4. Das Putenfleisch schneiden Sie nun in Medaillons .
5. Im Wok oder in einer beschichteten Pfanne erhitzen Sie 1/3 des Öls und braten Sie Lauchzwiebeln, Knoblauch, Chili und Ingwer an.
6. Geben Sie anschließend die Hälfte der Currypaste dazu, kurz schwenken und dann neben Sie es heraus.
7. Braten Sie das Gemüse (außer den Bohnen) im zweiten Drittel Öl knackig an, nehmen Sie es ebenfalls heraus und braten Sie jetzt das Putenfleisch im restlichen Öl an.
8. Mengen Sie danach alle anderen gebratenen Zutaten bei und salzen und pfeffern Sie alles.
9. Zum Schluss geben Sie die Bohnen, Kokosmilch, gehackten Koriander und den Rest Currypaste dazugeben, lassen alles 6 Min einkochen und würzen Sie es noch mal nach Belieben nach.

Zucchini-Pizza

- 1 Zucchini(ca.350 g)
- 1 Ei
- 50g geriebenen Parmesan
- 1 EL Flohsamenschalen
- 5 El pürierte oder stückige Tomaten
- 50 g geriebenen Mozzarella
- Salz & Pfeffer
- Provencekräuter

Detox Fatburner

1. Zucchini raspeln, in einem Küchentuch die Flüssigkeit ausdrücken
2. geraspelte Zucchini mit Ei, Parmesan und Flohsamenschalen mischen
3. Backblech mit Backpapier auslegen
4. Teig kreisförmig darauf verteilen
5. Ofen auf 180° Umluft vorheizen und Pizza ca. 20 Min. backen
6. gebackenen Teig wenden
7. Tomatensauce mit Salz, Pfeffer und den Kräutern würzen
8. auf dem Teig verteilen
9. Mozzarella darüber streuen

10. weitere 10-15 Minuten backen

Buntes Chilli mit Thunfisch

für 2 Portionen:

- 300 g Thunfisch, Dose, im eigenen Saft
- 2 Frühlingszwiebeln
- 2 TL Olivenöl
- 2 kleine rote Paprikaschoten
- 150 g Erbsen, TK
- 150 g Mais
- 150 g Bohnen, grüne, TK
- 100 ml Chilisauce, oder Salsasauce
- 2 Chilischoten
- Etwas Salz

1. Erwärmen Sie die Brechbohnen in der Mikrowelle.
2. Lassen Sie den Thunfisch abtropfen.
3. Schneiden Sie die Frühlingszwiebel und Paprika klein und braten Sie diese im Öl an.
4. Die unaufgetauten Erbsen, grüne Bohnen und Mais geben Sie dazu und lassen diese erhitzen.
5. Geben Sie nun den Thunfisch und die Soße dazu, verrühren Sie alles gut und lassen es erhitzen.
6. Zum Schluss geben Sie auch die geschnittene Chilischote dazu und schmecken alles mit Salz ab.

Hähnchen mit Gremolata

für 2 Portionen:

- 2 Hähnchenbrustfilets
- 1 Bund Petersilie
- 1 Knoblauchzehe
- 1 EL Kapern
- 1 Bio-Zitrone
- 3 EL Olivenöl
- Salz
- Pfeffer

1. Bitte zupfen Sie von der Petersilie die Blättchen ab, hacken Sie diese mit Knoblauch, Kapern und 1 TL abgeriebener Zitronenschale hacken und mischen Sie alles mit 2 TL Zitronensaft.
2. Schneiden Sie jetzt in die Hähnchenfilets auf der Oberseite quer ca. 4 Einschnitte von ca. 1 cm Tiefe. Würzen Sie die Filets rundherum mit Salz und Pfeffer und verteilen Sie die Kräutermischung in die Einschnitte.
3. Anschließend braten Sie die Filets im heißen Öl zuerst auf der eingeschnittenen Seite braun an, wenden und braten Sie diese ebenfalls auf der Unterseite braun an.
4. Geben Sie die Filets nun in den heißen Ofen bei 180 Grad in die Ofenmitte und lassen Sie diese darin 15 Minuten weiter braten.
5. Servieren Sie die Hähnchenfilets im Sud.

Leipziger Allerlei mit Spargel und Zuckerschoten

Detox Fatburner

für 4 Portionen:

- 400g weißer Spargel
- 200g grüne Bohnen
- 200g Möhren
- 350g Blumenkohl
- 100g Zuckerschoten
- Salz
- 100g Champignons
- 100g Pfifferlinge
- 6 El Butter
- 3 El Mehl
- Pfeffer
- 2 Eigelb
- 100 ml Sahne
- Worcestersauce
- 2 El frisch gehackter Kerbel

1. Spargel waschen, schälen, die Enden abschneiden und die Stangen in Stücke schneiden
2. Bohnen waschen, abtropfen lassen, putzen und klein schneiden
3. Möhren schälen, putzen und in Scheiben schneiden
4. Blumenkohl waschen, trocknen und in Röschen teilen
5. Zuckerschoten waschen und putzen
6. Gemüse getrennt in kochendem Salzwasser bissfest blanchieren
7. Abgießen, Kochwasser auffangen und das Gemüse eiskalt abschrecken
8. Champignons und Pfifferlinge putzen, feucht abreiben und in Scheiben schneiden
9. Die Hälfte der Butter in einer Pfanne zerlassen, Pilze darin andünsten
10. Herausnehmen und die restliche Butter darin schmelzen
11. Mit dem Mehl eine Mehlschwitze herstellen, mit der aufgefangenen Gemüsebrühe ablöschen und cremig einkochen
12. Mit Salz und Pfeffer würzen
13. Gemüse und Pilze in die Sauce geben
14. Eigelb in der Sahne verrühren, in die Sauce rühren und mit Worcestersauce abschmecken
15. Mit frisch gehacktem Kerbel bestreut servieren

Meeres-Low Carb Lasagne mit Gemüse

für 2 Portionen:

- 1 Zucchino
- 2 Möhren
- 1 Dose Tomaten
- Tomatenmark
- 1 EL Frischkäse Balance
- 1 Dose Thunfisch, in Wasser
- 400 g Lachsfilets
- Knoblauchpulver
- Majoran
- 1 Knoblauchzehe
- 100 g Feta-Käse
- etwas Mozzarella, geraspelt
- Salz und Pfeffer

1. Waschen Sie zuerst die Zucchini und die Möhren und schneiden Sie alles in feine Streifen.
2. Danach legen Sie das Gemüse auf ein Küchenpapier und salzen Sie alles, damit es Wasser verliert.
3. Sie sollen später als Lasagneplatten dienen.
4. Anschließend schälen Sie die Knoblauchzehe und schneiden Sie diese in kleine Scheiben.
5. Den Feta schneiden Sie bitte in Würfel.
6. Würzen Sie den Fisch mit Salz und Pfeffer und braten Sie ihn in der Pfanne von beiden Seiten an, danach braten Sie den Knoblauch kurz mit.
7. Die Tomaten geben Sie über den Fisch und mit Hilfe des Pfannenhebers zerstoßen Sie es so, dass eine ähnliche Konsistenz wie bei einer Hackfleischsoße entsteht.

8. Geben Sie jetzt den Thunfisch dazu und zerstoßen Sie diesen ebenfalls.
9. Nun schmecken Sie alles mit Salz, Majoran, Knoblauchpulver und Pfeffer ab und geben Sie etwas Tomatenmark hinzu.
10. Lassen Sie jetzt alles ein paar Minuten auf niedriger Flamme köcheln.
11. Wenn die Soße eine cremige Konsistenz hat, geben Sie 1-2 EL Frischkäse hinzu, gut umrühren und dann schmecken Sie es nochmals ab.
12. Sollte die Soße noch zu wässrig sein, können Sie nochmals etwas Tomatenmark unterrühren.
13. Dann heizen Sie den Backofen auf 180 Grad vor.
14. Die Zucchini und Möhren tupfen Sie bitte mit einem Küchenpapier ab und legen eine Schicht Zucchini, genau wie Lasagneplatten in die Auflaufform.
15. Legen Sie anschließend ein paar Möhrenstreifen in Gitterform auf die Zucchini und jetzt verteilen Sie eine Schicht Soße so auf dem Gemüse, so dass alles gut bedeckt ist.
16. Anschließend krümeln Sie ein paar Stücke Fetakäse darüber und wieder eine Schicht Zucchini und Möhren, dann Soße, dann Fetakäse.
17. Zum Schluss verteilen Sie etwas geraspelten Mozzarella auf der Lasagne und stellen Sie diese 20 Minuten bei 180 Grad in den Ofen.

Artischocken mit Oliven-Kräuter-Dip

für 4 Portionen:

- 4 große frische Artischocken
- Salz
- Saft von 1 Zitrone
- 200g Joghurt
- 100g Creme legere
- 100 ml Sahne
- 3 grüne Peperoni aus dem Glas
- 5 schwarze Oliven ohne Stein
- 1 Bund gemischte Frühlingskräuter
- 1 Knoblauchzehe
- 1 Tl Senf
- Pfeffer

1. Artischocken waschen, Stiele entfernen und die Blattspitzen mit einer Schere abschneiden
2. In reichlich kochendem Salzwasser mit dem Zitronensaft etwa 25 Minuten garen
3. Inzwischen den Joghurt mit der Creme legere und der Sahne verrühren
4. Die Peperoni abtropfen lassen und klein schneiden, Oliven hacken
5. Kräuter waschen, trocken schütteln und die Blättchen hacken
6. Alles zur Joghurt-Mischung geben
7. Den Senf unterrühren und den Dip mit Salz und Pfeffer abschmecken
8. Artischocken abtropfen lassen
9. Die Blätter abzupfen und den fleischigen Teil in den Dip tunken

Avocado-Burger

Detox Fatburner

für 1 Portion:

- 2 Scheiben Reiswaffeln
- ½ Avocado (ergibt ca. 30 Gramm Dip)

1. Legen Sie die beiden Reiswaffeln auf einen Teller.
2. Halbieren und entkernen Sie die Avocado.
3. Löffeln Sie das Fruchtfleisch der Avocado mit einem kleinen Löffel heraus und streichen Sie den Dip auf die Reiswaffel.
4. Abschließen mit etwas Salz (oder Gewürzen nach Belieben) würzen.

Kabeljau-Borschtsch

für 2 Personen:

- 300 g Kabeljau
- 200 g Blumenkohl
- 160 g Möhren
- 160 g Rote Bete (vorgegart)
- 200 g Spitzkohl
- 800 ml Gemüsebrühe
- 2 Lorbeerblätter
- Etwas gemahlenen Kümmel
- 1 Bio-Zitrone
- 100 g Naturjoghurt (1,5 % Fett)
- 5 Stiele Dill
- Salz und Pfeffer

1. Waschen und putzen Sie den Blumenkohl, die Möhren und die rote Beete und scheiden Sie die Zutaten in 1–2 cm große Würfel.
2. Die Brühe mit dem Lorbeerblatt und etwas Kümmel kochen Sie auf und lassen auch den Blumenkohl und die Möhren darin 10 Minuten köcheln.
3. Jetzt können Sie auch die Rote Bete und den Spitzkohl dazugeben und alles noch einmal weitere 5 Minuten köcheln lassen.
4. Nun legen Sie bitte den Kabeljau auf das Gemüse, lassen es ca. 4 Minuten weiter garen und würzen es mit Salz und Pfeffer.
5. Die Zitronenschale reiben Sie bitte fein ab und den Saft pressen Sie aus.
6. Nun mischen Sie die Zitronenschale, eine Prise Kümmel und den Joghurt.
7. Bitte würzen Sie alles noch mal mit Salz und Pfeffer und hacken den Dill.
8. Geben Sie den Zitronensaft und den Dill über den Fisch und richten Sie es mit dem Joghurtdip an.

Putenschnitzel mit Gemüsecreme

für 2 Portion:

- 2 kleine Putenschnitzel
- 1 EL Vollkornmehl
- 1 EL geriebener Parmesankäse
- 1 EL Olivenöl
- 2 Zwiebeln
- 2 Paprikaschoten
- 1/8 l Gemüsebrühe
- Salz & Pfeffer

1. Schneiden Sie zunächst die Zwiebeln und die Paprikaschoten in kleine Würfel und lassen Sie diese ca. 10 Minuten in der Gemüsebrühe garen. Anschließend pürieren Sie es mit dem Pürierstab fein und schmecken dies mit Salz, Pfeffer und je nach Geschmack mit etwas Zucker ab.
2. Nun spülen Sie die Putenschnitzel ab und tupfen diese mit Küchenpapier trocken. Vermischen Sie das Mehl mit dem Parmesan und wenden Sie das Fleisch bitte darin. Jetzt erhitzen Sie Öl und braten die Schnitzel von jeder Seite 2 Minuten braten.

3. Zum Schluss verteilen Sie die Paprikacreme auf die Teller und geben je ein Kalbsschnitzel drauf.

Weißwurst auf Wirsing

für 4 Portionen:

- kleiner Wirsing (ca. 800 g)
- 5 Schalotten
- 1 rotschaliger, fester Apfel
- 1 Lebkuchen (ohne Schoko)
- 3 EL Rapsöl
- 1 EL Ahornsirup oder Honig
- 50 ml Sherry
- 4 Paar Weißwürste
- süßer Senf
- Salz und Pfeffer

1. Befreien Sie bitte den Wirsing von den äußeren Blättern, halbieren, entfernen Sie den Strunk und schneiden Sie ihn in feine Streifen.
2. Ziehen Sie die Schalotten ab und würfeln Sie diese fein.
3. Befreien Sie den Apfel bitte vom Gehäuse und würfeln Sie ihn ebenfalls fein. Schneiden Sie auch den Lebkuchen in kleine Stücke.
4. Erhitzen Sie Öl in einem großen Topf oder einem Bräter und braten Sie die Schalotten darin unter Rühren an.
5. Sobald diese glasig sind, fügen Sie den Sirup oder Honig zu und lassen es karamellisieren.
6. Nun geben Sie auch den Wirsing dazu und braten diesen mit an.
7. Bitte mischen Sie jetzt die Apfelund Lebkuchen-Stücke unter und löschen Sie es mit dem Sherry und 150 ml Wasser ab.
8. Würzen Sie nun alles kräftig mit Salz und Pfeffer.
9. Legen Sie den Deckel auf und lassen Sie den Wirsing 50 Minuten weich und zart schmoren.
10. Zuletzt legen Sie Weißwürste auf das Gemüse und lassen diese zugedeckt weitere 10 Minuten erhitzen.
11. Reichen Sie dazu Süßen Senf.

Gefüllte Thunfisch-Eier

für 2 Portionen:

- 4 hart gekochte Eier
- 1/2 Dose Thunfisch (im eigenen Saft) 75 g
- 120 g Mayonnaise
- Pro Ei je 1 EL feinstgehackte Zwiebeln und Staudensellerie
- Salz und Pfeffer

1. Bitte halbieren Sie die gekochten Eier und entnehmen Sie das Eigelb.
2. Vermengen Sie das Eigelb mit den restlichen Zutaten zu einer glatten Masse.
3. Anschließend geben Sie die Masse in die Eierhälften.
4. Sie können diese auch noch mit Petersilie oder anderen Kräutern garnieren.

Kokos-Pfannkuchen

Detox Fatburner

für 2 Portionen:

- 125 ml Mandelmilch ungesüßt
- 4 EL Kokosmehl
- 4 EL Mandelmehl
- 3 Eier
- 2 EL geschmolzene Butter
- 1,5 EL Birkenzucker
- 1 TL Natron
- Butterschmalz
- 1/2 TL Bourbon Vanille
- 1 Prise Salz

1. Verrühren Sie Eier, Milch, 250 ml Wasser, Vanille, Butter und Birkenzucker in einer Schüssel gründlich. Fügen Sie die Mehle und das Natron hinzu und mixen Sie alles noch 2 Minuten weiter.
2. Nun erwärmen Sie eine Pfanne auf mittlerer Hitze und zerlassen darin bitte das Butterschmalz. Für jeden Pfannkuchen geben Sie eine halbe Suppenkelle voll Teig in die Pfanne und drücken es platt.
3. Alles Sie diese immer ein paar Minuten backen, dann wenden und erneut einige Minuten fertig backen lassen.
4. Nehmen Sie die fertigen Pfannkuchen aus der Pfanne und lassen Sie diese auf einem Teller etwas auskühlen.
5. Nach Belieben können Sie die Pfannkuchen jetzt mit Sahne und Früchten garnieren und servieren.

Fischfilets aus dem Backofen

für 2 Portionen:

- 2 aufgetaute Fischfilets (Ich empfehle hier Kabeljau)
- 8 Kirschtomaten
- 200g Fetakäse
- 2 EL Olivenöl
- 2 Knoblauchzehen
- Salz und Pfeffer

1. Legen Sie bitte zuerst zwei Stück Alufolie auf ein Backblech und platzieren Sie jeweils ein Fischfilet auf eine Alufolie.
2. Würzen Sie diese ordentlich von beiden Seiten mit Salz und Pfeffer.
3. Nun pressen Sie den Knoblauch und verteilen diesen auf den Filets.
4. Schneiden Sie bitte die Tomaten und den Feta in Scheiben bzw. Würfel und verteilen diese ebenfalls auf den Fischfilets.
5. Beträufeln Sie jetzt alles mit dem Olivenöl.
6. Verschließen Sie nun die Alufolie gut und backen die Pakete für 30 Minuten bei 200°C im Backofen.
7. Dann kann es gleich serviert werden.

Senf-Spargel Salat

für 6 Portionen:

- 10 Stangen Spargel
- 4 Hände voll Rucola
- 2 EL gehackte Petersilie
- 2 EL Zitronensaft
- 6 EL Olivenöl
- 1 TL Dijon-Senf
- Salz und Pfeffer
- Manchego oder anderer kräftiger Käse

1. Schälen Sie den Spargel der Länge nach.
2. Rasieren Sie, nach dem Schälen, den Spargel mit einem Gemüseschäler in dünne Scheiben. Geben Sie die Scheiben in eine Schüssel und geben Sie den Rucola und die Petersilie hinzu.
3. Geben Sie den Zitronensaft und das Olivenöl, Senf, Salz und Pfeffer in eine kleine Schüssel und rühren Sie die Zutaten gründlich durch.
4. Geben Sie die Marinade in die Schüssel zum Spargel und mischen Sie die Zutaten gut durch.

5. Geben Sie zum Schluss den in Scheiben geschnittenen Käse als Topping zu.

Scharf gefüllte Paprikaschoten

für 2 Portion:

- 2 kleine rote Paprikaschoten
- 250g Quark (mager)
- 1 TL Creme Fraiche
- Sambal oelek

1. Waschen Sie die Paprikaschoten und trockenen Sie diese anschließend trocken.
2. Nun halbieren Sie die Schoten und entfernen das Kerngehäuse sowie die weißen Ränder an den Schnittkanten.
3. Geben Sie den Quark, den Creme Fraiche zusammen mit dem Sambal eolek in eine Schüssel und verrühren Sie die Zutaten gründlich.
4. Füllen Sie nun die Paprikahälften mit der eben zubereiteten Masse. Guten Appetit!

Low-Carb-Frikadellen

für 2 Personen

- 1/2 kg Hackfleisch, halb und halb
- ½ Bund Frühlingszwiebeln
- 1/4 Bund Petersilie
- 125 g Magerquark
- 1/2 TL Sambal Oelek
- 1,5 EL Parmesan, gerieben
- ½ Knoblauchzehe
- Salz und Pfeffer
- Etwas Olivenöl

1. Putzen Sie die Frühlingszwiebeln und schneiden Sie diese in sehr dünne Streifen.
2. Hacken Sie die Petersilie sehr fein.
3. Vermischen Sie bitte alle Zutaten zu einer homogenen Masse und formen diese zu kleinen Bällchen.
4. Geben Sie in eine Pfanne etwas ÖL.
5. Braten Sie die kleinen Bällchen in der Pfanne scharf an.

Ofenfischfilet an Tomaten mit Kräutern

für 2 Portionen:

- 350 g mageres Fischfilet(z.B. Seelachs, Rotbarsch)
- 4 Tomaten
- 2 Zehen Knoblauch
- 4 EL Salbei
- 60 g Parmesan
- Salz & Pfeffer

1. Spülen Sie ein mageres Fischfilet ab, trocken tupfen und geben Sie es in eine kleine Auflaufform. Jetzt würzen Sie es je nach Geschmack mit Salz und Pfeffer.
2. Als nächstes spülen Sie die Fleischtomaten ab, putzen und diese schneiden Sie in kleine Würfel.
3. Mischen Sie die Tomaten mit Salz und Pfeffer, zerdrückten Knoblauchzehe und gehacktem Salbei.
4. Die Masse verteilen Sie auf dem Fisch und streuen frisch geriebenen Parmesan darüber.

5. Jetzt lassen Sie alles im heißen Ofen (200 °C/Umluft: 180 °C) etwa 15-20 Minuten überbacken.

Sommerlicher Schnittlauchdip

- ½ Bund Schnittlauch (ca. 25 g)
- 100 g Creme Fraiche
- 1 TL Senf (mittelscharf)
- 1 TL Meerrettich
- Salz & Pfeffer

1. Den Schnittlauch kurz mit kaltem Wasser abwaschen und danach in Röllchen schneiden.
2. Verrühren Sie den geschnittenen Knoblauch in einer Schüssel mit Creme fraiche, Senf und dem Meerrettich.
3. Abschließen mit Salz und Pfeffer abschmecken.

Kabeljaufilet mit Möhren und Backpflaumen

für 2 Personen:

- 300 g Möhren
- 1/2 Knoblauchzehe
- 300 g Kabeljaufilet
- 50 g Backpflaumen
- 1/2 Bund Petersilie
- 1 EL Öl
- 75 ml Orangensaft
- 40 g Butter
- Salz & Pfeffer

1. Waschen Sie als erstes die Möhren und ziehen mit einem Sparschäler lange Streifen ab.
2. Schälen Sie den Knoblauch und hacken ihn fein.
3. Den Fisch waschen Sie bitte, tupfen ihn trocken und entfernen eventuell die Gräten mit einer Pinzette. Würzen Sie den Fisch mit Salz und Pfeffer und schneiden Sie die Backpflaumen kleiner. Anschließend waschen Sie die Petersilie, trocken schütteln und Blätter zupfen Sie von den Stielen und hacken diese klein.
4. Jetzt erhitzen Sie das Öl und braten darin den Fisch von jeder Seite 3–4 Minuten an.
5. In einer zweiten Pfanne erhitzen Sie den Orangensaft, geben Sie die Backpflaumen und Knoblauch hinein und lassen alles 3–4 Minuten köcheln.
6. Schwenken Sie die Möhrenstreifen kurz im Orangensaft und schmecken Sie den Salat mit Salz und Pfeffer ab.
7. Nehmen Sie anschließend den Fisch aus der Pfanne und halten ihn kurz warm.
8. Geben Sie die Butter in die heiße Pfanne, lassen Sie diese aufschäumen und rühren Sie die Petersilie unter.
9. Richten Sie jetzt den Fisch auf dem noch lauwarmem Möhrensalat an und beträufeln Sie es mit dem Petersilien-Butterschaum.

Krautsalat Pasta

Detox Fatburner

für 2 Portionen

- 350 g geriebenen Krautsalat
- 100ml passierte Tomaten
- 1 Zehe gehackter Knoblauch
- Ca. 1 TL Zwiebelpulver oder sehr fein gehackte Zwiebel
- Salz & Pfeffer

1. Etwas Öl in einer Pfanne erhitzen
2. Den Krautsalat und ¼ Tasse in die Pfanne geben und erhitzen und gelegentlich umrühren, bis das Wasser verdampft ist.
3. Fügen Sie die passierten Tomaten, Gewürze und alle restlichen Zutaten zu.
4. Kurz aufkochen lassen und dann servieren.
5. Wenn Sie möchten, können Sie etwas geriebenen Käse auf die Zutaten streuen.

Sommersalat

für 2 Portionen:

- 100 g Kirschtomaten
- 1 Karotte
- ½ Zucchini
- 1 reife Avocado
- ½ EL Zitronensaft
- 1 ½ Stängel Oregano
- 1 ½ EL Olivenöl
- Salz & Pfeffer
- Balsamico-Creme

1. Waschen Sie die Tomaten mit Wasser ab und tupfen Sie diese trocken. Halbieren Sie diese anschließen mit einem Messer.
2. Schälen Sie die Karotte und dann schälen Sie dünne Scheiben aus der Karotte heraus, bis diese ganz in feine Streifen geschält wurde.
3. Waschen Sie nun die Zucchini und schälen Sie diese ebenfalls in dünne Streifen. Das Kerngehäuse nicht verwenden.
4. Halbieren Sie die Accovado und entfernen Sie den Kern. Entnehmen Sie das Fruchtfleisch vorsichtig aus der Schale und mischen Sie es mit etwas Zitronensaft.
5. Brausen Sie den Oregano ab und schütteln Sie diesen trocken. Zupfen Sie anschließend die Blättchen vom Stiel und mischen Sie diese mit den anderen Gewürzen in einer Schüssel.
6. Nun noch mit Salz und Pfeffer würzen und alle Zutaten auf einem Teller anrichten.

Steaks mit Wintergemüse

Detox Fatburner

für 2 Portionen:

- 750 g Wurzelgemüse(Karotten, Pastinaken, Rote Bete, Petersilienwurzel, rote Zwiebel)in mundgerechte Stücke geschnitten
- 1/2 Apfel in mundgerechte Stücke geschnitten
- 2 Schweinekammkoteletts mit Knochen á 200 g
- Olivenöl
- Majoran
- Thymian
- Salz und Pfeffer

1. Zuerst heizen Sie den Backofen auf 180 Grad vor.
2. Geben Sie das Wurzelgemüse und die Apfelstücke in einen großen Ofenbräter, würzen Sie alles mit den Gewürze, Salz, Pfeffer und vermischen Sie es mit etwas Olivenöl.
3. Würzen Sie die Steaks auf beiden Seiten mit Salz und Pfeffer und legen Sie diese auf das Gemüse.
4. Geben Sie die Steaks für eine Stunde in den Ofen und drehen Sie diese nach der halben Zeit einmal um. Anschließend kann alles serviert werden.

Zucchini Möhren Suppe

für 2 Portionen:

- 100g Zucchini
- 150g Möhren
- 25 g Bauchspeck
- 375 ml Gemüsebrühe
- ½ Zwiebel
- ½ Bund Petersilie
- 2 EL Olivenöl
- Salz & Pfeffer

1. Zuerst hacken Sie bitte den Speck in kleine Würfel.
2. Schälen Sie die Zwiebel und hacken Sie diese feine Würfel.
3. Erhitzen Sie nun das Olivenöl in einem Suppentopf und dünsten Sie den Speck und die Zwiebel darin glasig an.
4. Löschen Sie danach alles mit der Gemüsebrühe ab und gießen Sie nach und nach alles mit der Brühe auf.
5. Lassen Sie nun alles langsam aufkochen und anschließend weiter köcheln.
6. In der Zwischenzeit schälen und vierteln Sie die Zucchini. Nun die Stücke noch in feine dünne Streifen schneiden.
7. Die Möhren schälen Sie bitte, waschen und würfeln Sie diese dann ebenfalls.
8. Geben Sie danach alles in die Brühe und lassen Sie es ca. 15 min mitkochen.
9. Schmecken Sie nun die Suppe mit Salz und Pfeffer ab.
10. Jetzt pürieren Sie alles und dann geben Sie die fein gehackte Petersilie auf die Suppe.

Spinat Omelett

für 2 Portionen:

Detox Fatburner

- 50 ml Milch
- ½ Prise Muskat
- ½ Prise Cayennepfeffer
- ¼ Packung Rahmspinat
- 4 Eier
- ½ Zwiebel
- 100 g Feta-Käse
- Etwas Butter

1. Geben Sie die Eier und die Milch in eine Schüssel und vermengen Sie beide Zutaten. Fügen Sie nun Cayennepfeffer, Muskat, Salz und Pfeffer zu.
2. Dünsten Sie die halbe Zwiebel in einem kleinen Topf mit etwas Öl glasig an.
3. Geben Sie den Spinat zur halben Zwiebel hinzu.
4. Schneiden Sie nun den Feta-Käse in Stücke.
5. Heizen Sie den Backofen auf 190 Grad vor.
6. Erhitzen Sie in einer Pfanne die Butter und füllen Sie 1/2 der Eiermasse ein. Braten Sie die Masse solange an, bis die Unterseite zu stocken beginnt.
7. Nun warten Sie noch einen Augenblick und geben Spinat und Feta portionsweiße auf eine Seite des Omeletts.
8. Nun die Omeletts für 5 Minuten in den Backofen geben und kross backen lassen und sofort servieren.

Geschichtetes Frucht-Gazpacho

für 2 Portionen:

- 75 g Himbeere
- 75 g Honigmelone
- 2 mittelgroße Kiwis
- Etwas Stevia
- 50 ml Mineralwasser
- Saft einer mittelgroßen Limette

1. Lassen Sie die Himbeeren ggf. auftauen, schälen Sie die Honigmelone und schneiden Sie diese in Stücke. Die Kiwis schälen Sie bitte ebenfalls und schneiden die Kiwi in Scheiben. Vier Kiwischeiben legen Sie als Deko beiseite.
2. Anschließend pürieren Sie die Himbeeren mit Stevia.
3. Streichen Sie die Masse nun durch ein feines Sieb, sodass die Kerne hängen bleiben.
4. Mischen Sie jetzt das Mineralwasser unter die Masse.
5. Nun pürieren Sie auch die Kiwi mit dem Limettensaft und Stellen dies beiseite.
6. Die Melone wird im nächsten Schritt ebenfalls püriert.
7. Zum Servieren verteilen Sie zuerst das Kiwipüree in den Gläsern, dann geben Sie das Melonenpüree darüber und zum Schluss setzen Sie das Himbeerpüree darauf.
8. Nun können Sie die Gläser je mit einer Kiwischeibe dekoriert servieren.

Bacon-Eggs-Muffins

für 6 Personen

- 6 Eier
- 24 Scheiben Frühstücksspeck

- Etwas Olivenöl
- Salz und Pfeffer
- Je nach Geschmack etwas geriebener Käse

1. Braten Sie den Frühstücksspeck kurz in der Pfanne an, bis dieser von allen Seiten schon knusprig ist. Währenddessen heizen Sie den Backofen auf 180°C vor.
2. Fetten Sie nun die sechs Muffinformen mit etwas Öl ein.
3. Befüllen Sie jede Form, über Kreuz, mit insgesamt vier Streifen Frühstücksspeck.
4. Nun geben Sie ein Ei in jede Form und würzen Sie mit Salz und Pfeffer. Wenn Sie möchten noch mit etwas Käse bestreuen.
5. Abschließend geben Sie die Formen für ca. 10 Minuten in den Backofen

Hackbraten

für 2 Portionen:

- 500 g Hackfleisch (gemischt)
- 1 Zwiebel
- 2 Zehen Knoblauch (nach Geschmack)
- 1 Ei
- 2 gekochte Eier
- 250 g Karotten
- 1 EL Mandelmehl
- Gemüsebrühe
- Sahne
- 1/2 EL Senf
- 2 Spritzer Tabasko
- Salz
- Pfeffer
- Paprikapulver
- Petersilie

1. Hackfleisch mit klein gewürfelten Zwiebeln, gehacktem Knoblauch, Eiern, Mandelmehl, Senf und Petersilie gut durchmischen mit Salz, Pfeffer, Paprika und Tabasko würzen.
2. Jetzt aus der Hackfleischmasse eine Rolle bilden, dabei die gekochten Eier einarbeiten und in einen mit Butterschmalz gefetteten Bräter legen.
3. Nun ab in den Ofen für ca. 1 Stunde bei 175 Grad.
4. Für die Beilage schälen Sie die Karotten und schneiden diese bitte in Scheiben.
5. Dünsten Sie es jetzt mit etwas Gemüsebrühe an und würzen Sie alles mit Salz, Pfeffer und Petersilie. Zum Schluss geben Sie noch einen Schuss Sahne dazu.

Paprika-Schnittlauch-Dip

für 4 Portionen:

- 2 grüne Spitzpaprika
- ½ Bund Schnittlauch
- 100 g Gouda
- 400 g Tomaten aus der Dose
- Salz
- Sambal oelek

1. Waschen, halbieren und entkernen Sie die Spitzpaprikaschoten. Schneiden Sie die Hälften nun in kleine Würfel.
2. Nachdem Sie Schnittlauch gewaschen haben, schütteln Sie ihn trocken und schneiden Sie ihn in Röllchen.
3. Reiben Sie den Käse in eine Schüssel.
4. Geben Sie die Tomaten inklusive der Flüssigkeit in eine Schüssel. Geben Sie Salz und Pfeffer sowie Sambal oelek nach Belieben zu.

5. Heben Sie die Paprikawürfel und den geriebenen Gouda unter. Bestreuen Sie den Dip mit Schnittlauch und fertig ist dieser Dip zum Servieren.

Mus aus Karotten und Steckrüben

für 4 Portionen:

- 1 Steckrübe
- 4 Karotten
- Salz & Pfeffer

1. Schälen Sie die Steckrübe und die Karotten.
2. Schneiden Sie beide Zutaten in ca. 1 cm kleine Würfel.
3. Kochen Sie beide Zutaten in Wasser für etwa 10 Minuten.
4. Tipp: Da beim Kochen in Wasser viele Nährstoffe ins Wasser abgegeben werden, ist es sinnvoll die Zutaten in einem Kartoffeldämpfer zuzubereiten.
5. Zerdrücken Sie die Steckrübe und die Karotte nach dem Kochen mit einer Gabel o. ä. zu einer gleichmäßigen Masse.
6. Mischen Sie abschließend Salz, Pfeffer und eine MSP Butter hinzu.
7. Sollte Ihnen die Konsistenz zu dick sein, so geben Sie etwas Wasser (aus Schritt drei) hinzu.

Eingewickelte Putenschnitzel

für 2 Portionen:

- 2 Putenschnitzel
- 1 Tomate
- 8 Salbeiblätter
- 4 Scheiben Bacon
- 2 EL Öl
- 100 ml Weißwein
- Salz &Pfeffer

1. Befreien Sie die Tomate vom Stielansatz und schneiden Sie diese in halbe Scheiben.
2. Halbieren Sie die Putenschnitzel und geben Sie diese einzeln in einen Gefrierbeutel. Nun klopfen Sie die Putenschnitzel mit einem Topfboden vorsichtig.
3. Die Schnitzel aus den Gefrierbeutel nehmen und bitte leicht mit Salz und Pfeffer würzen. Belegen Sie Schnitzel auf einer Hälfte mit jeweils 2 Salbeiblättern und einer Tomatenscheibe.
4. Klappen Sie die zweite Schnitzelhälfte darüber.
5. Um jedes Schnitzelpäckchen wickeln Sie je 1 Scheibe Bacon, so dass deren Anfang und Ende jeweils auf der Unterseite überlappen.
6. Nun erhitzen Sie das Öl in einer Pfanne, geben die gewickelten Putenschnitzel mit der überlappenden Seite nach unten in die Pfanne und braten Sie diese an.
7. Braten Sie das Fleisch bei mittlerer Hitze von jeder Seite 10-12 Min. an.
8. Nehmen Sie es aus der Pfanne und löschen Sie den Bratensatz mit Weißwein und 50 ml Wasser ab. Lassen Sie alles einmal aufkochen, salzen, pfeffern und zum Schluss servieren Sie die Soße zu den Putenpäckchen.

Eier mit Radieschen

für 2 Portionen:

- 2 mittel große Eier
- 10 Radieschen
- Etwas Petersilie zum garnieren

1. Kochen Sie die Eier hart, schrecken Sie diese ab und schälen Sie die Eier.
2. Waschen Sie in der Zwischenzeit die Radieschen gründlich ab und schneiden Sie diese dann in Scheiben.
3. Die Eier können Sie nach Belieben in Scheiben schneiden.

Räucherforelle mit rot gelben Salat

für 2 Personen:

- 125 g geräucherte Forellenfilets
- 2 EL Walnusskerne
- 1/2 Kopf Rotkohl (ca. 400 g)
- 1 kleine Zwiebel
- 3 EL Obstessig
- 1/2 EL Sonnenblumenöl
- 2 EL Rote-Bete-Sprossen ersatzweise Alfalfa-Sprossen
- 1 Orangen
- 35 g getrocknete entsteinte Datteln
- Salz & Pfeffer

1. Als erstes rösten Sie die Nüsse in einer Pfanne ohne Fett an und nehmen diese anschließend herausnehmen. Putzen Sie bitte den Rotkohl, waschen, vierteln und schneiden Sie den Strunk heraus. Schneiden Sie den Kohl in feine Streifen.
2. Schälen Sie die Zwiebeln, halbieren und schneiden Sie sie in sehr feine Streifen.
3. Mischen Sie als nächstes den Kohl, Zwiebeln, Essig, Salz, Pfeffer und Öl und kneten Sie es mit den Händen kräftig durch.
4. Die Sprossen waschen Sie anschließend und lassen diese gut abtropfen.
5. Waschen Sie ebenfalls die Bio-Orange heiß ab, abtrocknen und die Schale reiben Sie fein ab.
6. Schälen Sie die beiden Orangen so dick, dass die weiße Haut vollständig entfernt wird.
7. Schneiden Sie die Filets mit einem scharfen Messer zwischen den Trennhäuten heraus und drücken Sie den Saft aus den Trennhäuten.
8. Die Datteln schneiden Sie in dünne Ringe und die Nüsse hacken Sie bitte grob.
9. Mischen Sie nun den Rotkohlsalat mit der Orangenschale, -filets und Orangensaft, Datteln und Nüssen und schmecken Sie alles ab.
10. Richten Sie den Salat mit den grob zerzupften Forellenfilets und den Sprossen an.

Low Carb Quiche

für 2 Portionen:

- 2 Eier
- 4 Eiweiß
- 270 g Magerquark
- 16 Scheiben Lachsschinken
- 2 Frühlingszwiebeln
- Salz
- Pfeffer
- Frische Gartenkräuter
- Etwas geriebenen Käse

1. Heizen Sie den Ofen auf 180 Grad Umluft vor.
2. Waschen Sie die Frühlingszwiebeln und schneiden Sie diese in Ringe.
3. Verquirlen Sie in einer Schüssel den Quark mit den beiden Eiern.
4. Mischen Sie nun die Frühlingszwiebeln unter und würzen Sie mit den Kräutern sowie Salz und Pfeffer.
5. In einer kleinen Schüssel schlagen Sie nun das Eiweiß steif.
6. Heben Sie nun das steif geschlagene Eiweiß unter die Quark-Ei-Masse.
7. Legen Sie den Boden Ihrer Muffinförmchen mit Lachsschinken aus und geben Sie die Quark-Ei-Masse darüber. Mit etwas geriebenen Käse toppen.

Paprikaschoten gefüllt mit Hackfleisch

für 2 Portionen:

- 2 rote Paprika
- 200 g Hackfleisch (Rind)
- 20 g Reis
- 1/2 Zwiebel
- 1/2 Dose Tomaten
- 1 EL Hagebuttenmarmelade
- Olivenöl
- Butter
- 1/4 Bund Petersilie
- Pimentpulver
- Salz & Pfeffer

8. Waschen Sie als erstes die Paprikaschoten gut ab, schneiden Sie die Deckel ab, entfernen Sie die Trennwände und Kerne im Inneren und waschen Sie diese noch mal gut aus.
9. Fetten Sie eine Ofenform mit Butter ein und setzen Sie die Paprikaschoten hinein.
10. Das Innere der Schoten streuen Sie mit ein wenig mit Salz und Pfeffer aus.
11. Als nächstes würfeln Sie die Zwiebel fein.
12. In einer Pfanne erhitzen Sie nun das Olivenöl und braten die Zwiebel und das Hackfleisch scharf anbraten.
13. Hacken Sie anschließend die Petersilie fein, geben Sie diese mit dem Reis und einer halben Tasse Wasser dazu und lassen Sie alles gut durchkochen.
14. Schmecken Sie nun die Sauce mit Pimentpulver, Salz und Pfeffer ab und füllen Sie diese in die Paprikaschoten.
15. Setzen Sie nun den Deckel wieder auf und gießen Sie ein wenig Olivenöl darüber.
16. Verteilen Sie um die Paprikaschoten herum eine Dose gestückelte Tomaten mit einem EL Hagebuttenmarmelade und ein wenig Salz.
17. Lassen Sie alles im Backofen bei 175 Grad auf der mittleren Schiene für ca. 50 Minuten garen.

Carbonara aus Spargelstückchen

für 2 Portionen:

- 1 kg weißer Spargel geschält in mundgerechte Stücke geschnitten
- 100 g Südtiroler Schinkenspeck in Streifen geschnitten
- 100 g Sahne
- 1 Ei + 1 Eigelb
- 50 g Parmesan frisch gerieben
- Salz und schwarzer Pfeffer
- Fett zum Braten

1. Vermixen Sie die Sahne mit dem Ei und dem Eigelb und würzen Sie es mit Salz und Pfeffer.
2. Erhitzen Sie in einem Topf das Fett und braten Sie den Spargel scharf an.
3. Lassen Sie es für 8-12 Minuten braten (je nach Dicke der Spargelstangen) und schließen Sie dabei immer wieder kurz den Deckel.
4. Anschließend fügen Sie den Schinkenspeck hinzu und braten ihn kurz mit.
5. Schalten Sie den Herd aus bzw. nehmen Sie den Topf von der heißen Platte und rühren Sie erst die Eiersahne unter. Heben Sie nun nach und nach den geriebenen Parmesan unter und schmecken alles mit Salz und Pfeffer ab.

Hokkaidokürbis gefüllt mit Feta& Hackfleisch

für 2 Portionen:

- 1 großer Hokkaido Kürbis
- 1 Zwiebel
- 2 Zehen Knoblauch
- 500 g Rinderhackfleisch
- 200 ml Tomaten (passiert oder gehackt)
- 1/2 Stange Lauch
- 2 Paprika
- 200 g Feta Käse gewürfelt
- etwas Olivenöl (zum Anbraten)
- Salz
- Cayenne Pfeffer
- 1 EL Petersilie

1. Als erstes heizen Sie den Backofen auf 180°C vor.
2. Den Kürbis schneiden Sie im oberen Viertel so auf, dass Sie einen Deckel lösen können.
3. Dann Kerne und Fasern entfernen Sie mit einem Löffel oder einem Eiskugelportionierer. Anschließend entfernen Sie das Fruchtfleisch ebenso und stellen es auf Seite, es sollte ca. ein 1 cm Rand dabei übrig bleiben.
4. Den entkernten Kürbis sowie den Deckel setzen Sie nun auf ein Backblech und lassen es bei ca. 25-30 Minuten im Backofen garen.
5. In der Zwischenzeit hacken Sie die Zwiebel und den Knoblauch fein, erhitzen Öl in einer Pfanne und dünsten es darin einige Minuten unter Rühren an.
6. Fügen Sie anschließend das Hackfleisch hinzu und lassen Sie es bei hoher Temperatur krümelig braten.
7. Schneiden Sie jetzt das Kürbisfleisch und die entkernte Paprika in kleine Würfel und fügen Sie alles hinzu.
8. Halbieren Sie die Lauchstange längs, schneiden Sie diese in dünne Halbringe und dann geben Sie es ebenfalls in die Pfanne.
9. Fügen Sie jetzt aus das Tomatenpüree, Chili, Petersilie, Fetakäsewürfel, Salz und Cayennepfeffer zu und verrühren Sie alles kräftig.

10. Nehmen Sie den Kürbis aus dem Ofen und schichten Sie bitte die Füllung aus der Pfanne in den ihn hinein, dabei ist es wichtig, dass Sie immer wieder ein bisschen andrücken.
11. Dann legen Sie den Deckel auf den Kürbis und lassen alles zusammen weitere 25 Minuten im Ofen fertig garen.

Low Carb Sauce Hollandaise

- 1 Eigelb
- 1 TL Dijonsenf
- 2 EL Zitronensaft
- 50 ml Milch (fettarm)
- Estragon

1. In einem Topf Wasser zum Kochen bringen und eine Metallschüssel in den Topf stellen.
2. Dann den Topf von der heißen Herdplatte ziehen.
3. Das Eigelb, den Zitronensaft in der Schüssel vermischen und weiter erwärmen.
4. Nun stellen Sie den Topf wieder auf die heiße Herdplatte und erhitzen die Mischung in der Schüssel weiter und dicken diese unter Rühren an.
5. Die Milch unter Rühren zugeben.
6. Mit Salz, Pfeffer und Estragon abschmecken.

Pizza mit Thunfischboden

für 2 Portionen:

- 1 1/2 Dose/n Thunfisch, im eigenen Saft
- 3 Eier
- 2 Scheibe/n Kochschinken
- 80 g geriebener Käse
- Tomatensauce
- Salz
- Pfeffer
- Oregano

1. Verrühren Sie die 2 Eier in einer Schüssel, lassen den Thunfisch abtropfen, geben Sie ihn zu den Eiern und kneten alles gut durch.
2. Den Thunfisch geben Sie auf ein Backblech mit Backpapier und machen eine runde Form.
3. Der Boden sollte ca. 0,4 0,6 cm dick sein.
4. Bitte backen Sie den Thunfisch im vorgeheizten Backofen für 10-15 Min bei 180°.
5. Danach nehmen Sie den Pizzaboden aus dem Ofen und bestreichen ihn mit Tomatensoße und würzen es mit Salz, Pfeffer und Oregano.
6. Reißen Sie die Schinkenscheiben klein, belegen Sie damit die Pizza und streuen Sie Käse drüber.
7. Schlagen Sie ein weiteres Ei auf und geben Sie es auf die Pizza. Danach geben Sie die Pizza wieder in den Ofen und backen Sie diese ca. 20 Min bis das Ei durch ist und der Käse eine schöne goldene Farbe hat.
8. Die Pizza können Sie je nach Geschmack belegen.

Fisch-Soufflé

für 2 Portionen:

- 150 g Thunfisch
- 2 EL Hüttenkäse
- 1 Zwiebel
- 2 Eier
- 2 Handvoll geriebenen Käse
- Thymian

1. Für das Soufflé gießen Sie den Thunfisch ab und zerkleinern ihn etwas in einer Schüssel.
2. Geben Sie den Hüttenkäse und geriebenen Käse dazu.
3. Schneiden Sie als nächstes die Zwiebel sehr fein und mischen Sie diese unter die Thunfisch-Hüttenkäse-Masse.
4. Trennen Sie als nächstes die Eier, schlagen Sie die Eigelbe mit Salz und Pfeffer auf und mengen Sie diese unter die Thunfisch-Masse.
5. Würzen Sie alles mit Salz, Pfeffer und Thymian.
6. Das Eiweiß schlagen Sie mit Salz steif auf und heben es unter die Thunfisch-Masse.
7. Lassen Sie nun eine Tasse Wasser aufkochen.
8. Die Soufflé-Masse füllen Sie in gefettete Auflaufförmchen und stellen Sie diese sofort zusammen mit der Tasse Wasser in die Mikrowelle.
9. Lassen Sie es 10 Minuten auf voller Leistungsstufe garen.
10. Geben Sie danach etwas geriebenen Käse darüber und überbacken Sie es 6 Minuten mit der Grillstufe. Servieren Sie es noch heiß.

Spargel im Speckmantel

für 2 Personen

- 500g weißer Spargel
- 1 Scheibe Kochschinken pro Spargelstange
- 1 Scheibe Gouda pro Spargelstange
- 1 Scheibe Frühstücksspeck pro Spargelstange

1. Schälen Sie zuerst den Spargel und schneiden Sie die holzigen Enden ab.
2. Geben Sie den geschälten Spargel nun in kochendes Wasser und lassen diesen für ca. 7 Minuten kochen.
3. Heizen Sie Ihren Backofen auf 200 Grad vor.
4. Jetzt legen Sie eine Scheibe Schinken auf Ihre Arbeitsplatte und darauf eine Scheibe Gouda. Auf dieses Duette legen Sie nun eine Stange Spargel und wickeln diese ein. Dies wiederholen Sie mit allen Spargelstangen.
5. Nun umrollen Sie alle Spargelröllchen mit jeweils einer Scheibe Frühstücksspeck.
6. Geben Sie nun die Rollen auf ein Backblech (mit Backpapier) und dieses für 15 Minuten in den vorgeheizten Backofen. Sobald der Speck Farbe angenommen hat, können Sie die Spargelrollen herausnehmen und genießen.

Ungarisches Putengulasch mit Knoblauch und Zitrone

für 2 Portionen:

- 3 kleine Zwiebeln (ca. 250 g)
- 325 g Putengulasch (aus der Keule)
- 1 EL Rapsöl
- Salz
- Pfeffer
- 1 Knoblauchzehe
- 1 Bio-Zitrone
- 1 TL Kümmel
- ½ EL Paprikapulver (rosenscharf)
- 1 EL Paprikapulver (edelsüß)
- Salz
- Pfeffer

1. Zuerst schälen Sie bitte die Zwiebeln und schneiden diese in sehr feine Würfel.
2. Wenden Sie das Fleisch in einer Schüssel in 1 EL Öl und würzen Sie es mit Salz und Pfeffer.
3. Das restliche Öl erhitzen Sie in einem schweren Topf und die Zwiebelstreifen dünsten Sie darin bei mittlerer Hitze und unter häufigem Rühren 10-12 Minuten glasig.
4. Das Fleisch geben Sie dazu und unter gelegentlichem Rühren zugedeckt dünsten Sie für 10 Minuten.
5. Streuen Sie nun das Paprikapulver auf das Fleisch und rühren es unter.
6. Gießen Sie jetzt etwa 400-500 ml Wasser zum Fleisch. Soviel bis es gerade so bedeckt ist und würzen Sie es mit Salz und Pfeffer.
7. Zugedeckt lassen Sie es jetzt 35 Minuten bei mittlerer Hitze schmoren.
8. Nebenbei schälen Sie bitte den Knoblauch und spülen eine Zitrone heiß ab. Reiben Sie diese trocken und reiben Sie die Schale ab. Nun hacken Sie den Knoblauch zusammen mit der abgeriebenen Zitronenschale, etwas Salz und Kümmel fein.
9. Am Ende der Garzeit können Sie die Flüssigkeit eventuell offen noch etwas einkochen lassen. Rühren Sie jetzt die Knoblauchmischung unter das Gulasch und würzen Sie alles mit etwas Salz und Pfeffer.

Avocado-Gurken-Suppe

für 2 Portionen:

- 1 Avocado
- 1 Salatgurke
- 2 Frühlingszwiebeln
- 1 Limette
- 150 g Joghurt
- 300 ml klassische Gemüsebrühe
- 2 EL vegetarischer Kaviar
- 1 Bund Schnittlauch
- Salz
- Pfeffer

1. Als erstes halbieren Sie die Avocado, entfernen den Stein und lösen das Fruchtfleisch aus der Schale.
2. Schälen Sie im nächsten Schritt eine Gurke, halbieren Sie diese längs und schaben Sie die Kerne mit einem Löffel heraus.
3. Die Frühlingszwiebeln waschen und putzen Sie bitte.
4. Schneiden Sie nun die Zwiebeln, Gurke und die Avocado grob klein und pressen Sie eine Limette aus.
5. Jetzt pürieren Sie die Zwiebel-, Gurkenund Avocadostücke mit Joghurt, Gemüsebrühe, 2 EL Limettensaft, Salz und Pfeffer fein und stellen es für mindestens 1 Stunde kalt.
6. Währenddessen waschen Sie den Schnittlauch, trocken schütteln und diesen in feine Röllchen schneiden.

7. Die Suppe füllen Sie nun in vorgekühlte Tassen oder Gläser, legen auf jede Suppe 1 EL Kaviar und bestreuen diese noch vor dem Servieren mit den Schnittlauchröllchen.

Gebackener Süßkartoffel Auflauf

für 10 Portionen:

- 1 süße Zwiebel
- 2 TL Öl
- 700 g geriebene Süßkartoffel
- 1 TL Salz
- ¼ TL Pfeffer
- 1,5 Eier
- 50 ml Milch (kann durch Sojamilch etc ersetzt werden)
- Frische Petersilie

1. Braten Sie in einer kleinen Pfanne die in Würfel geschnittene Zwiebel in etwas Öl an.
2. Schälen Sie die Süßkartoffel und reiben Sie diese in einer Schüssel. Mischen Salz, Pfeffer und die angebratenen Zwiebel mit den geriebenen Süßkartoffeln.
3. Heizen Sie den Ofen auf 180 Grad vor.
4. Schlagen Sie in einer kleinen Schüssel die Eier auf und mischen Sie die Milch hinzu. Rühren Sie beides mit einem Schneebesen durch.
5. Geben Sie die Süßkartoffel-Mischung in einer Auflaufform und übergießen Sie diese mit der Eier-Milch-Mischung.
6. Geben Sie die Auflaufform für ca. 45 Minuten in den Ofen.
7. Vor dem Anrichten jede Portion mit leckerer, frischer Petersilie garnieren.

Puten Pfanne mit Bärlauch

für 2 Portionen:

- 300 g Putengeschnetzeltes
- 2 Stangen Lauch in Ringe geschnitten
- 2 Karotten in Streifen geschnitten
- 300 g braune Champignons je nach Größe geviertelt oder halbiert
- 2 EL Bärlauchpaste
- 100 g Frischkäse
- Kokosöl
- Salz und Pfeffer

1. Erhitzen Sie eine große Pfanne und braten Sie die Putenstreifen scharf an, bis sie fast gar sind.
2. Die Karotten geben Sie anschließend dazu und lassen Sie diese ebenfalls 2-3 Minuten mitbraten.
3. Fügen Sie jetzt auch den Rest des Gemüses hinzu und unter Rühren braten Sie alles weitere 5 Minuten knackig an.
4. Geben Sie anschließend die Bärlauchpaste und den Frischkäse dazu rühren Sie es gut unter und schmecken Sie es mit Salz und Pfeffer ab.

Zwei Varianten Thunfisch an Hüttenkäse

für 2 Portionen:

- ½ Salatgurke
- 400 g Hüttenkäse
- 1 EL Zitronensaft
- 1 EL gehackter Dill
- 150 Thunfisch
- Salz & Pfeffer

1. Schälen Sie die Gurke und schneiden Sie die beiden Enden ab. Nun der Länge nach halbieren und in mundgerechte Stücke schneiden.
2. Geben Sie den Hüttenkäse in eine Schüssel und fügen Sie den Dill und die Gurkenscheiben hinzu. Nun alle Zutaten gut vermengen.
3. Abschließen noch mit Zitronensaft sowie Salz und Pfeffer abschmecken.

Variante 1:

1. Hierbei können Sie Thunfisch aus der Dose unter die Gurkenmischung rühren.

Variante 2:

1. Hierbei richten Sie die Gurkenmischung auf einem Teller zusammen mit Thunfischscheiben an.

Pizza mit Mozzarella Teig

für 2 Portionen:

Teig:

- 125 g Mozzarella 45% Fett in kleine Würfel geschnitten
- 30 g Olivenöl
- 30 g gemahlene blanchierte Mandeln
- 30 g Eiweiß-Pulver neutral (je nach Pulver etwas mehr)
- 30 g geschrotete Goldleinsamen
- 1 TL Salz
- 1/2 TL Erythritol
- 1/2 TL Backpulver
- 1 Ei Größe M

Zusätzlich:

1. Passierte Tomaten. Sparsam und nicht zu viel, damit der Boden nicht aufweicht.
2. Zum Belegen:
3. Champignons, Zwiebel, Paprika, geriebener Käse, Oregano.

1. Heizen Sie den Backofen auf 180 Grad Umluft vor und bereiten Sie ein Blech mit Backpapier vor.
2. Vermischen Sie die trockenen Zutaten in einer Schüssel.
3. Geben Sie den Mozzarella in eine mikrowellengeeigneten Schüssel und lassen Sie ihn bei ca. 350 Watt 2-3 Minuten erwärmen.
4. Zwischendurch verrühren Sie es immer mal wieder mit einer Gabel.
5. Der Mozzarella wird weich wie Gummi und trennt sich beim Erwärmen von seiner Flüssigkeit.
6. Den weichen Mozzarella mit seiner ausgetretenen Flüssigkeit geben Sie nun in eine Rührschüssel und fügen das Olivenöl hinzu.
7. Jetzt kneten Sie es mit der Küchenmaschine oder dem Handrührgerät gut durch.
8. In die warme Olivenöl/Mozzarella Mischung geben Sie als nächstes esslöffelweise die trockenen Zutaten und rühren dabei ständig mit hoher Geschwindigkeit.
9. Kurz vor dem Aufbrauchen der trockenen Zutaten geben Sie noch das Ei dazu und rühren Sie es gemeinsam mit den restlichen trockenen Zutaten unter.
10. Rühren Sie auf hoher Geschwindigkeit so lange, bis sich alles zu einem Teig verbunden hat und der Mozzarella nicht mehr sichtbar ist.

11. Den sehr klebrigen Teig verstreichen Sie mit der Unterseite eines Esslöffels dünn auf dem Backpapier und backen diesen für 15 Minuten vor.
12. Dann holen Sie den Pizzaboden aus dem Ofen, bestreichen ihn mit der Tomatensoße und belegen ihn nach eigenen Geschmack.
13. Zum Schluss bestreuen Sie die Pizza noch mit Käse und schön mit Oregano und lassen diese dann weitere 15 Minuten backen.

Bunte grüne Bohnen

für 6 Portionen:

- 500 Gramm frische grüne Bohnen
- 1 Orange
- 1 gelbe Paprika
- 1 EL Butter
- 2 fein gekackte Knoblauchzehen
- ½ TL Salz
- ¼ TL Zwiebelpulver
- ¼ TL Basilikum
- ¼ TL Pfeffer

1. Bringen Sie ca. 1 LTR Wasser in einem Topf zum Kochen und geben Sie die Bohnen hinein. Lassen Sie diese kurz darin kochen und schrecken Sie diese ab, wenn sie gar sind.
2. Schälen Sie die Orange und schneiden Sie diese entlang der Stücke der Länge nach auf.
3. Schneiden Sie die Paprika in kleine Stücke.
4. Bringen Sie in eine Pfanne die Butter zum Schmelzen und braten Sie darin die Orange und Paprika an.
5. Fügen Sie die Bohnen in die Pfanne und geben Sie alle weiteren Zutaten dazu. Kurz umrühren und anrichten.

Gegrillte Zucchini mit Zwiebel

für 4 Portionen:

- 6 Zucchini
- 4 TL Olivenöl
- 1 Zwiebel
- 1 EL Lemonensaft
- ½ EL Salz
- 1/8 EL roter Pfeffer

1. Die Zucchini der Länge nach in 4 Streifen schneiden und jede Scheibe mit etwas Öl beträufeln
2. Die Zucchinischeiben in einer Pfanne kurz erhitzen und dann bei schwacher Hitze 8 Minuten in der Pfanne gar kochen.
3. Die Zucchinischeiben in eine Schüssel geben und in der Pfanne die restlichen Zutaten anbraten und dann in die Schüssel zu den Zucchini geben und servieren

Suppe aus Kresse mit Räucherlachs

für 2 Portionen:

- 125 g Brunnenkresse
- 100 g geräuchertes Forellenfilet
- 2 Schalotten
- 3 kleine mehligkochende Kartoffeln (ca. 100 g)
- 1 EL Olivenöl
- 600 ml klassische Gemüsebrühe
- 100 ml Sojacreme
- Salz
- Pfeffer

Zubereitung:

1. Die Schalotten schälen Sie bitte als erstes und hacken diese fein.
2. Danach schälen Sie die Kartoffeln, abspülen, abtropfen lassen und in kleine Würfel schneiden.
3. Erhitzen Sie nun das Öl in einem schweren Topf und dünsten Sie die Schalotten und Kartoffeln darin etwa 1 Minute farblos an.
4. Gießen Sie bitte die Gemüsebrühe zu und lassen es 15 Minuten bei mittlerer Hitze kochen.
5. Danach geben Sie die Sojacreme zu und lassen es noch mal kurz aufkochen.
6. Währenddessen schneiden Sie die groben Stiele der Brunnenkresse ab.
7. Jetzt verlesen Sie bitte die Kresse, waschen diese, gut abtropfen lassen und grob hacken.
8. Im nächsten Schritt mixen Sie diese mit dem Pürierstab unter die Suppe und lassen es erneut aufkochen.
9. Schmecken Sie die Suppe mit Salz und Pfeffer ab.
10. Das Räucherforellenfilet teilen Sie in Stücke.
11. Nun geben Sie die Suppe in vorgewärmte tiefe Teller und richten darauf die Filetstückchen an.

Kokosnussbrot

für ca. 15 Scheiben:

- 100g Kokosnussmehl
- 6 Eier
- 125g weiche Butter
- 1 TL Backpulver
- 2 TL Zuckeraustauschstoff
- 1/2 TL Salz

1. Heizen Sie den Backofen auf 180 Grad vor.
2. Geben Sie bitte den Zuckeraustauschstoff, die Eier und auch die geschmolzene Butter in eine Schüssel und verrühren Sie diese gut mit einem Handrührgerät.
3. Nun geben Sie nach und nach die übrigen Zutaten hinzu, bis ein glatter Teig ohne Klumpen entsteht.
4. Geben Sie den Teig nun bitte in eine kleine, gefettete Kastenform.
5. Backen Sie das Kokosnussbrot für etwa 40 Minuten.
6. Alternativ können Sie auch aus dem Teig Brötchen anfertigen. Formen Sie einfach 7 bis 9 kleine Bällchen, platzieren Sie Diese auf dem Backpapier und schneiden Sie die Brötchen mit einem feuchten Messer kreuzweise ein. Diese lassen Sie bei 180 °C etwa 25 Minuten backen.

Low Carb Eiersalat Brotaufstrich

für 2 Portionen:

- 1 Ei
- 50 g Hüttenkäse
- 1 EL Schmand
- ½ TL Senf
- Salz & Pfeffer

1. In einem Topf das Ei für ca. 10 Minuten hart kochen lassen.
2. In der Zwischenzeit geben Sie den Hüttenkäse, den Schmand und den Senf in eine Schüssel und verrühren Sie die Zutaten miteinander.
3. Nach 10 Minuten das Ei aus dem kochenden Wasser nehmen, abschrecken und schälen. Schneiden Sie nun das Ei klein und rühren Sie es unter die Zutaten in der Schüssel mit der Schmandmischung.
4. Abschließen noch mit Salz und Pfeffer abschmecken.

Low Carb Wurstaufstrich

für 3 Portionen:

- 100 g Schinken
- 250g Katenschinken
- 200 g Frischkäse
- 1 kleine Zwiebel
- ½ TL Paprikapulver
- Salz & Pfeffer

1. Die Zwiebel schälen und in kleine Stücke schneiden.
2. Den Schinken und den Katenschinken in grobe Stücke schneiden.
3. Geben Sie nun alle Zutaten in ein Gefäß und pürieren Sie alle Zutaten zu einer homogenen Masse bis die nun entstandene Streichwurst die gewünschte Konsistenz hat.

Scharfe, gefüllte Eier mit Lachs und Salat

für 2 Personen:

- 100 g geräucherter Lachs in Scheiben
- 3 Eier (Größe M)
- 125 g Zuckerschoten
- 1 kleine gelbe Paprikaschote
- 2 EL Weißwein-Essig
- 1/4 TL Senf
- 2 EL Öl
- 25 g Salatcreme (36 % Fett)
- 1-2 TL Wasabi-Paste
- 1 EL geschälte Sesamsaat
- 15 g Radieschensprossen
- Salz & Pfeffer

4\. Zuerst kochen Sie die Eier ca. 10 Minuten hart.
1\. Waschen Sie die Zuckerschoten und schneiden Sie diese schräg in Streifen.
2\. Die Paprika vierteln Sie bitte, waschen und schneiden Sie diese ebenfalls schräg in Streifen.
3\. Nun verrühren Sie Essig, Senf schlagen das Öl darunter und schmecken es mit Salz und Pfeffer ab.
4\. Nun vermengen Sie die Zuckerschoten, Paprika und Vinaigrette.
5\. Anschließend gießen Sie die fertigen Eier ab, abschrecken und gründlich abpellen.
6\. Danach halbieren Sie die Eier und lösen das Gelb heraus.
7\. Eigelbe, Salatcreme und Wasabi rühren Sie jetzt glatt und schmecken es mit Salz ab.
8\. Füllen Sie die Creme mit einem Teelöffel in die Eihälften.
9\. Rösten Sie den Sesam in einer Pfanne ohne Fett an und nehmen diesen heraus.

10. Heben Sie jetzt die Radieschenprossen und den Sesam unter den Salat.
11. Richten Sie den Lachs, Salat und die Eierhälften auf einem Teller an und servieren Sie es.

Zitrus-Lachs auf Spinatsalat mit Ingwer

für 2 Portionen:

- 300 g Lachsfilets
- 5 EL Öl
- 1/2 mittelgroße Orange (Bio)
- 1 mittelgroße Limette (Bio)
- 150 g Baby-Spinat
- 1/2 Bund Radieschen
- 1/2 mittelgroße Paprika (gelb)
- 1 mittelgroße Schalotte
- 1 Stück Ingwer
- 2 EL Weißweinessig
- 2 EL Öl

1. Zunächst waschen Sie die Orange und die Limette und trocknen Sie beides gut ab.
2. Bepinseln Sie nun die Filets von beiden Seiten mit 1 EL Olivenöl und reiben Sie danach die Schalen der Orangen und Limetten möglichst direkt auf den Fisch, so bleibt mehr von deren frischem Duft erhalten. Den Lachs können Sie ruhig einige Stunden ruhen lassen. Je länger das Öl etc. auf dem Lachs ist, desto intensiver schmeckt der Lachs. Noch kein Salz zugeben, da dieses dem Fisch zu viel Flüssigkeit entziehen würde.
3. Salzen und pfeffern Sie den Fisch erst bevor Sie ihn weiter zubereiten.
4. Waschen Sie zunächst den Spinat, Radieschen und Paprika zunächst.
5. Schneiden Sie als nächstes die Radieschen in Scheiben und würfeln Sie Paprika, Schalotten und Knoblauch fein.
6. Für den Salat zupfen Sie etwas größere Spinatblätter klein aber den Babyspinat belassen Sie im Ganzen. Vermischen Sie nun den Spinat in einer Schüssel vorsichtig mit Radieschen, Paprika und der Schalotte.
7. Pressen Sie für das Dressing die Orange und die Limette aus, messen 2 EL Orangen-und 1 EL Limettensaft ab und mischen Sie diesen mit dem fein gehackten Ingwer und dem Weißweinessig.
8. Jetzt schlagen Sie langsam in einem dünnen Strahl 2 EL Öl unter und schmecken das Dressing mit Salz und Pfeffer ab.
9. Salzen und pfeffern Sie den Lachs und braten Sie ihn auf jeder Seite jeweils 3–4 Minuten im restlichen Olivenöl an, bis er ganz durch, aber noch schön zart ist.
10. Das Dressing geben Sie ganz zum Schluss über den Salat und servieren Sie diesen mit dem Fisch zusammen.

Gefüllte Zucchini Boote

für 6 Portionen:

- 3 Zucchini
- 2 Hände voll Blätter Basilikum
- 1 Knoblauchzehe
- ½ geriebene Karotte
- 2 Hände voll Ricotta
- 2 EL Parmesan
- Saft einer halben Zitrone
- Salz und Pfeffer

1. Heizen Sie den Ofen auf 180 Grad vor.
2. Waschen Sie die Zucchini und schneiden Sie deren Enden ab. Danach Teilen Sie jede Zucchini der Länge nach in zwei Hälften. Dies ergibt 12 Stück.
3. Entfernen Sie mit einem Löffel o. ä. die Kerne aus den Zucchini. Ölen Sie ein Backblech ein und legen Sie darauf die Zucchiniboote.
4. Reiben Sie die Karotte.
5. Hacken Sie das Basilikum, den Knoblauch, den Ricotta klein. Geben Sie alle Zutaten in eine Schüssel und geben Sie den Parmesan hinzu. Geben Sie den Saft der Zitrone hinzu und mischen Sie alles gut durch.
6. Füllen Sie jeden Zucchinihälfte mit der eben hergestellten Mischung und geben Sie diese für ca. 30 bis 40 Minuten in den Backofen.

Bauerntopf

für 2 Portionen:

- 600 g Steckrübe in mundgerechte Stücke geschnitten (alternativ Butternut-Kürbis oder Kohlrabi)
- 250 g Rinderhackfleisch
- 75 g Schinkenspeck gewürfelt (ohne Speckrand)
- 1 große Zwiebeln gehackt
- 125 ml Sahne (oder Sahne und Milch gemischt)
- 1 EL mittelscharfer Senf
- 2 Saure Gurken in Würfel geschnitten
- Thymian und Majoran getrocknet, Salz und Pfeffer
- Butter und Olivenöl

1. Braten Sie das Hackfleisch, die Zwiebel und den Schinkenspeck in etwas Olivenöl an, würzen Sie es kräftig mit den Gewürzen und mit Salz und Pfeffer und nehmen es danach wieder von der Herdplatte.
2. In einem anderen größeren Topf braten Sie die Steckrübenstücke in Butter mit etwas Olivenöl an und würzen diese auch kräftig mit Salz und Pfeffer.
3. Legen Sie den Deckel drauf und lassen Sie es unter gelegentlichem Rühren einige Minuten gar braten.
4. Mischen Sie währenddessen die Sahne und den Senf in einem Mixbecher ordentlich durch.
5. Am besten Sie verrühren es so, dass es schön cremig wird.
6. Die Hackfleischmischung geben Sie nun zu den Steckrübenstücken und vermengen alles gut.
7. Jetzt geben Sie noch die Senfsahne und die Gurkenstücke dazu und vermischen alles.
8. Zum Schluss schmecken Sie es nach Bedarf noch mal mit Salz und Pfeffer ab.

Kerniges Low-Carb Brot

für 1 Brotlaib

- 50 g Sonnenblumenkerne
- 50 g geschrotete Leinsamen
- 50 g Weizenkleie
- 50 g neutrales Eiweißpulver
- 2 Eier, Größe M
- 250 g Magerquark
- 1 gehäufter TL Backpulver
- 1 TL Salz

1. Bitte heizen Sie den Ofen auf 200°C vor.
2. Vermengen Sie die Sonnenblumenkerne, die Weizenkleie, die geschroteten Leinsamen und das Eiweißpulver.
3. Geben Sie den Quark und die Eier dazu. Kneten Sie alles zu einem Teig zusammen. Den Teig lassen Sie 10 Minuten ziehen. Lassen Sie bitte die Leinsamen quellen, damitder Teig festere Konsistenz annimmt.
4. Danach formen Sie einen Brotlaib und backen diesen für 40 Minuten im vorgeheizten Backofen.
5. Verwenden Sie dafür ein Rost mit Backpapier.
6. Wenn Sie mögen, können Sie das Brot vor dem Backen mit einem Messer einschneiden und das ruhig etwas tiefer. Den Brotlaib bestreuen Sie dann mit den Sonnenblumenkernen.
7. Sie können natürlich auch andere Kerne z.B. Kürbiskerne, zerkleinerte Walnüsse, Sesam, usw. verwenden
8. Am besten Sie nehmen Nüsse, die wenige Kohlenhydrate enthalten.

Griechisches Seelachsfilet

für 2 Personen:

- 2 Stücke (à 200 g) Seelachsfilet
- 1 rote Paprikaschote
- 1/2 Zwiebel
- 1/2 Blumenkohl (ca. 450 g)
- 2 EL Olivenöl
- 30 g Kapern (Glas)
- 1 Bund glatte Petersilie
- 75 g griechischer Joghurt (10 % Fett)
- 1 TL Sesampaste
- 1/2 Bio-Zitrone
- 1/2 TL geräuchertes Paprikapulver
- 1/2 TL gemahlener Kreuzkümmel
- 1 EL Butterschmalz
- Salz & Pfeffer

1. Am Vortag können Sie für den Couscous die Paprika putzen, waschen und fein würfeln.
2. Die Zwiebel schälen Sie bitte und würfeln diese ebenfalls fein.
3. Putzen Sie auch den Blumenkohl, waschen und teilen Sie ihn in Röschen.
4. Geben Sie alles portionsweise in den Universalzerkleinerer oder zerkleinern Sie es mit einem großen Küchenmesser feinkörnig.
5. Erhitzen Sie nun Öl in einer großen Pfanne, dünsten Sie die Paprika darin an, geben Sie anschließend die Zwiebel dazu und braten Sie alles 1–2 Minuten weiter.
6. Fügen Sie jetzt den Blumenkohl zu, lassen Sie alles unter mehrmaligem Wenden bei mittlerer Hitze ca. 5 Minuten braten und danach abkühlen.
7. Am nächsten Tag lassen Sie die Kapern abtropfen.
8. Waschen Sie bitte die Petersilie, trocken schütteln und hacken Sie diese grob.
9. Verrühren Sie nun den Joghurt mit Tahina, schmecken Sie es mit Salz ab.
10. Nun waschen Sie die Zitrone heiß waschen ab, trocken tupfen und die Schale abreiben.

11. Anschließend halbieren Sie die Zitrone und pressen sie aus.
12. Den Fisch Spülen Sie danach ab und tupfen ihn tupfen.
13. Mischen Sie das Paprikapulver, Kreuzkümmel, 1 TL Salz und 1 TL Pfeffer und reiben Sie den Fisch mit der Gewürzmischung ein.
14. Als nächstes erhitzen Sie Butterschmalz in einer Pfanne und braten den Fisch darin bei starker Hitze von jeder Seite ca. 2 Minuten an.
15. Geben Sie jetzt Kapern, Zitronenschale und -saft zum Blumenkohl und schmecken alles mit Salz und Pfeffer ab. Heben Sie als letztes die Petersilie unter das Gemüse und richten Sie es mit Fisch und Joghurt an.

Hackfleischpfanne

für 2 Personen

- 180g Hackfleisch (Rind)
- 125g Champignons
- 125g Fetakäse
- ½ Zwiebel
- ½ Paprika
- ½ Knoblauchzehe
- Oregano
- Thymian
- Salz
- Pfeffer

1. Die Pilze vorsichtig putzen und die Paprika waschen, dritteln und putzen.
2. Schneiden Sie die Champignons und die Paprika in mundgerechte Stücke und stellen diese Beiseite.
3. Braten Sie nun das Hackfleisch mit der fein geschnittenen Zwiebel scharf an und würzen Sie es mit Salz und Pfeffer.
4. Geben Sie die Champignons, Paprika und Knoblauch hinzu und lassen Sie es kurz mit braten.
5. Anschließend geben Sie den klein geschnittenen Feta hinzu und schmecken Sie es mit Thymian, Oregano, Salz und Pfeffer ab.

Knusperfisch auf Rauke

für 2 Personen

- 1 große, reife Avocado
- schwarzer Pfeffer aus der Mühle
- 200 g Seelachsfilet
- 1 Bund Rauke
- 2 Zitronen nur der Saft
- 1 EL Olivenöl
- 1 Schalotte
- 4 EL Gemüsebrühe
- 2 Tropfen Sesamöl
- Jodsalz

1. Spülen Sie bitte den Seelachsfilet ab, danach trocken tupfen. Nun in Stücke schneiden. Diesen beträufeln Sie mit 1 EL Zitronensaft.
2. Die Avocado halbieren Sie, danach schälen, und bitte in Spalten schneiden.
3. Würfeln Sie die Schalotte fein.
4. Die Rauke Spülen Sie bitte gründlich ab, schütteln und trocknen Sie diese ab. Nun in kleine Stücke zupfen.
5. Das Öl erhitzen Sie in einer beschichteten Pfanne, braten den Fisch darin knusprig an. Nun noch salzen und pfeffern.
6. Wenn dieser fertig ist, nehmen Sie den Fisch aus der Pfanne heraus.
7. Die Schalotte verrühren Sie bitte mit Zitronensaft sowie Brühe im Bratfond.
8. Nun können Sie die Avocado, Rauke und den Fisch anrichten. Zum Schluss beträufeln Sie alles mit ein wenig Dressing.

Lachs mit Fenchelgemüse

für 2 Personen

- 2 Scheiben Lachsfilet (aufgetaut)
- 1/2 Fenchelknolle
- 250 g Lauch
- 75 ml Gemüsebrühe
- 2 EL saure Sahne
- Zitronensaft
- Sojasauce
- Salz und Pfeffer

1. Schneiden Sie bitte die Fenchelknolle und den Lauch in Scheiben.
2. Nun erhitzen Sie 75 ml Gemüsebrühe in einer Pfanne erhitzen und garen Sie das Lachsfilet ca. 5 Minuten in der darinnen.
3. Nehmen Sie jetzt bitte den Fisch aus der Brühe, beträufeln Sie ihn mit Sojasauce und stellen diesen zur Seite.
4. Jetzt geben Sie das Gemüse in die, mit der Brühe gefüllten, Pfanne und lassen es dann für ca. 6 Minuten garen.
5. Schmecken Sie es mit Salz, Pfeffer und Zitronensaft abschmecken.
6. Die restliche Brühe vermischen Sie mit 4 EL saurer Sahne, denn das ergibt eine herrlich leichte Soße.

Zucchini-Cremesuppe

für 2 Portionen:

- 2 Zucchini
- 1 große Zwiebel
- 1 Knoblauchzehen
- 450 ml Gemüsebrühe
- 75 ml Halbrahm – wenn gewünscht
- 1 Lorbeerblatt
- Olivenöl
- Salz und Pfeffer
- Frisch geriebene Muskatnuss
- 1 EL Balsamico Aceto

1. Die Zucchini gründlich waschen und die Enden abschneiden.
2. Die Zwiebel und den Knoblauch schälen.
3. Nun die Zucchini, die Zwiebel und den Knoblauch zerkleinern und im Olivenöl anbraten, dabei aber den Knoblauch erst am Ende hinzufügen. Ggf. können Sie etwas Salz zufügen.
4. Nun alles mit der Gemüsebrühe ablöschen und das Lorbeerblatt hinzufügen.
5. Lassen Sie nun alle Zutaten aufkochen und bei geringer Hitze zugedeckt für mindestens 15 Minuten köcheln.
6. Das Lorbeerblatt wieder entfernen und mit dem Pürierstab alles vollständig fein pürieren.
7. Sie können nun den Rahm zufügen, sollte Ihnen die Suppe nicht rahmig genug sein.
8. Jetzt alles noch einmal aufkochen lassen und vom Herd nehmen. Den Balsamico hinzufügen und mit Pfeffer und Muskat abschmecken.

Salsa-Kräuter-Filet

für 2 Portionen:

- 400 g Fischfilet
- 2 rote Paprika
- 600 g Tomaten
- 1 Bund glatte Petersilie
- 4 EL Zitronensaft
- 1 Prise Zucker
- 2 Zehen Knoblauch
- 2 Prisen Cayennepfeffer
- 2 TL Olivenöl
- 1 Bund Dill

1. Spülen Sie bitte Paprika und Tomaten ab, putzen und würfeln Sie diese sehr fein.
2. Spülen Sie danach die Petersilie ab und hacken Sie sie fein.
3. Nun verrühren Sie die Hälfte Zitronensaft, Zucker, zerdrückten Knoblauch, Cayennepefeffer und Olivenöl.
4. Anschließend mischen Sie ebenfalls Paprika, Tomaten und Petersilie unter.
5. Als nächstes spülen Sie bitte das Fischfilet ab und bestreichen es mit Öl.
6. Würzen Sie das Filet mit Pfeffer und braten Sie es in einer heißen Grillpfanne je Seite ca. 1-2 Minuten an.
7. Nun würzen Sie den Fisch mit Zitronensaft und streuen den fein gehackten Dill darüber.
8. Jetzt können Sie den Fisch und die Salsa anrichten.

Italienische Käse Röllchen

für 2 Portionen:

- 6 Scheiben italienischen Schinken (ca. 250 g)
- 6 Scheiben Emmentaler (ca. 250 g)
- 6 entkernte Oliven
- Petersilie
- 1 EL Öl

1. Legen Sie die 6 Scheiben italienischen Schinken nebeneinander auf die Arbeitsfläche und legen Sie auf jeder Scheibe des Schinkens eine Scheibe Emmentaler.
2. Schneiden Sie nun die Oliven in dünne Scheiben und verteilen Sie diese auf je einer Seite der Scheiben des Schinken-Käse-Duett.
3. Waschen und trocknen Sie nun die Petersilie. Dieser Schritt entfällt bei TK-Petersilie. Die Petersilie nun auf die Oliven geben.
4. Rollen Sie nun den Schinken von der belegten Seite her auf und fixieren Sie die Rolle mit einem Zahnstocher.

Low Carb Wurzelgemüse

für 4 Portionen:

- 1 kleine geschälte, gehackte Steckrübe
- 1 mittlere süße Kartoffel, geschält und gehackt
- 2 mittlere Pastinaken, geschält und gehackt
- 1 mittlere Rübe, geschält und gehackt
- ¼ Pfund frischer Rosenkohl
- 2 EL Olivenöl
- 2 EL frischer Rosmarin
- 1 Zehe Knoblauch, gehackt
- Salz und Pfeffer

1. Heizen Sie den Backofen auf 180 Grad vor.
2. Geben Sie das Gemüse (geschält und gehackt) in eine Schüssel und mischen Sie es mit dem Öl gut durch.
3. Geben Sie alle weiteren Zutaten zusammen mit dem Gemüse auf ein Backblech und geben Sie diese für ca. 20 Minuten in den Ofen.
4. Danach in eine Schüssel geben und anrichten.

Sojajoghurt mit Erdbeeren, Mango, Minze und Nüssen

für 2 Portionen

- 300 g Sojajoghurt
- 150 g frische Erdbeeren
- 100 g frische Mango
- 2 Stiele frische Minze
- 5 Walnüsse
- 5 Mandeln

1. Bitte waschen Sie zuerst die Erdbeeren, entfernen Sie das Grün und scheiden Sie den Stielansatz ab. Die Erdbeeren dann in kleine mundgerechnet Stücke schneiden.
2. Schälen Sie die Mango und scheiden Sie diese in kleine mundgerechte Stücke.
3. Zerkleinern Sie die Walnüsse und die Mandeln und rösten Sie diese leicht in einer beschichteten Bratpfanne an.
4. Füllen Sie eine Schicht Sojajoghurt in ein Glas und geben Sie dann die Erdbeeren, Mango und Nüsse darüber.
5. Nun geben Sie bitte eine weitere Schicht Joghurt hinein und verteilen Sie obendrauf die restlichen Erdbeeren, Mangostücke und Nüsse.
6. Nun noch mit etwas Minze dekorieren und fertig ist ein leckeres Low Carb Gericht.

Dinkel-Sonnenblumen Brot

für 2 Portionen

- 50 g Vollkornmehl Dinkel
- 20 g geschrotete Leinsamen
- 50 g Sonnenblumenkerne
- 50 g Eiweißpulver
- 30 g Hafer Vollkornflocken
- 250 g Magerquark
- 2 Eier Größe M
- 1 Prise Salz
- 1 TL Backpulver
- 1 TL fruchtiges Olivenöl

1. Geben Sie das Dinkelmehl, die geschroteten Leinsamen, die Sonnenblumenkerne, das Eiweißpulver und die Hafervollkornflocken sowie das Backpulver in einer Schüssel und vermengen Sie alle Zutaten gründlich.
2. Nun geben Sie den Quark und die Eier in einer anderen Schüssel und vermengen alles gut. Haben Sie nun die Quark-Eier-Mischung unter die trockenen Zutaten in der anderen Schüssel.
3. Der Teig muss jetzt ca. 15 Minuten bei einer Zimmertemperatur stehen gelassen werden.
4. Nun formen Sie einen Laib Brot aus dem Teig.
5. Den Teig mit einem Messer der Länge nach einritzen. Jetzt noch mit Olivenöl etwas bestreichen im Ofen bei 160°C Umluft ca. 45 min backen lassen.

Haselnusscreme

- 100 Gramm Haselnüsse
- 100 ml Mandelmilch
- 2 EL zuckerfreien Backkakao
- 2 EL Whey Schokoeiweißpulver

1. Heizen Sie Ihren Ofen auf 180 Grad vor.
2. Legen Sie die Nüsse auf ein Backblech
3. Geben Sie die Nüsse in den Ofen und rösten Sie diese für ca. 10 – 15 Minuten
4. Nach der Backzeit kurz abkühlen lassen und danach die Haut der Nüsse entfernen.
5. Geben Sie die Nüsse nun in einen Mixer und zerkleinern Sie diese. Geben Sie anschließend die restlichen Zutaten zu und mixen Sie alles nochmals gut durch.

Afrikanische Zitronen-Joghurt-Suppe

für 2 Portionen

- 250 Gramm Zwiebeln
- 2 dünne Zucchini (300 g)
- 2 Knoblauchzehen
- 1 EL Olivenöl
- 600 Milliliter klare Hühnerbouillon
- 2 Safranfäden (oder 1-2 Prisen Kurkuma)
- 150 Gramm Kichererbsen (Dose)
- 200 Gramm Naturjoghurt (1,5 % Fett)
- 1 Zitrone
- 1 Bio–Ei (Größe M)
- 5 Minzestängel
- 1 TL gemahlener Kumin
- Salz

1. Schneiden Sie zuerst die Zwiebeln in feine Ringe und die Zucchini in 1 cm dicke Scheiben. Den Knoblauch hacken Sie fein.
2. Jetzt dünsten Sie die Zwiebelringe, Knoblauch und Kumin in Olivenöl an. Etwas salzen und nun geben Sie Hühnerbouillon, Safran, abgetropfte Kichererbsen und Zucchini dazu. Lassen Sie die Suppe aufkochen und bei kleiner Hitze 10 Minuten zugedeckt garen. Verrühren Sie den Joghurt, mit dem Zitronensaft und dem Ei.
3. Nehmen Sie die Suppe von der Kochstelle und rühren Sie langsam die Joghurtmischung unter. Die Suppe schmecken Sie mit Gewürzen ab und bestreuen sie mit reichlich Minzblätter.

Lachs mit Gemüse

für 2 Portionen:

- 2 Lachsfilets
- 150 g Möhren
- 100 g Knollensellerie
- 100 g Lauch
- 2 EL Dill
- 2 TL Zitronensaft
- 80 ml Weißwein
- Salz & Pfeffer

1. Im ersten Schritt waschen Sie das Gemüse und putzen bzw. schälen es.
2. Schneiden Sie als nächstes die Möhren und den Sellerie in feine Streifen und den Lauch in dünne Ringe.
3. Mischen Sie den Dill mit dem Gemüse und würzen Sie alles mit Salz und Pfeffer.
4. Anschließend waschen Sie das Lachsfilet, trocken tupfen, beträufeln Sie dieses mit Zitronensaft und salzen und pfeffern Sie es.
5. Schneiden Sie ein Stück extrastarke Alufolie (ca. 30 x 30 cm) zu, verteilen Sie das Gemüse in die Mitte der Folie und setzen Sie das Fischfilet darauf.
6. Die Seitenränder der Folie klappen Sie bitte hoch und gießen Sie den Weißwein über den Fisch. Die Die Folienränder falten Sie nun zusammen und verschließen Sie die Päckchen sorgfältig.
7. Als letztes setzen Sie diese auf den Grill und lassen Sie die kleinen Päckchen 10 12 Minuten garen.

Low Carb Pasta mit Pute und Spargel

für 2 Portionen:

- 250 g Putenfleisch
- 1 mittelgroße, gehackte Zwiebel
- 2 Zehen gehackten Knoblauch
- 1 EL Olivenöl
- 125 g Low Carb Nudeln
- 1 Dose Tomaten
- 1 Handvoll grüner Spargel (nur die Spitzen verwenden)

1. Die Zwiebel und den Knoblauch schälen und beides in feine Würfel schneiden.
2. Schneiden Sie zunächst das Putenfleisch in feine Stücke. Braten Sie es mit Zwiebeln und Knoblauch in Öl an.
3. Geben Sie danach die Tomaten hinzu und lassen Sie alles 10 Minuten köcheln.
4. Kochen Sie die Nudeln nach Packungsanweisung und mischen Sie diese danach mit dazu.
5. Am Ende heben Sie den gekochten Spargel unter.

Putenbrust mit Gemüsesauce

für 2 Portionen:

- 500 g Putenbrust
- 100 g Möhren
- 100 g Knollensellerie
- 100 g Porree
- 3 Stiele Thymian
- 1 Zweig Rosmarin
- 2 Knoblauchzehen
- Salz &Pfeffer
- 2,5 TL Mehl
- ½ EL Butterschmalz
- 250 ml Sahne
- 1 TL abgeriebene Biozitronenschale

1. Die Möhren und den Sellerie schälen und schneiden Sie bitte in 2 cm große Würfel.
2. Putzen Sie als nächstes den Porree, das Weiße und Hellgrüne schneiden Sie in 2 cm große Ringe und legen Sie es beiseite.
3. Binden Sie jetzt den Thymian und Rosmarin zu einem Sträußchen und hacken Sie den Knoblauch sehr fein.
4. Das Fleisch würzen Sie rundum mit Salz, Pfeffer und Knoblauch und wenden es bitte vorsichtig im Mehl.
5. Das überschüssige Mehl klopfen Sie ab und stellen es beiseite.
6. Braten Sie jetzt das Fleisch im heißen Butterschmalz bei mittlerer Hitze rundum 10 Min. goldbraun an und setzen Sie es in den Tontopf.
7. Braten Sie anschließend das Gemüse im Bratfett unter Rühren 3 Min. an, bestäuben Sie es mit 2 TL Mehl und rühren es unter.
8. Fügen Sie jetzt die Sahne, 100 ml Wasser und den Kräuterstrauß zu, lassen es aufkochen, salzen und pfeffern und geben Sie auch wieder alles in einen Topf der Ofengeeignet ist.
9. Schließen Sie diesen, stellen Sie den Topf auf das Rost auf der 2. Schiene von unten in den kalten Ofen und schmoren Sie die Putenbrust bei 200 Grad (keine Umluft!) 30 Min. Rühren Sie nun den Porree unter und lassen Sie alles weitere 30 Min. schmoren.
10. Die Putenbrust heben Sie anschließend aus der Sauce und entfernen den Kräuterstrauß.
11. Lassen Sie das Gemüse in einem groben Sieb abtropfen und fangen Sie die Sauce dabei auf. Pürieren Sie die Zitronenschale in der Sauce, geben Sie das Gemüse dazu servieren Sie alles mit dem aufgeschnittenen Fleisch.

Gefüllte Avocado mit Krabben

für 2 Portionen:

- 2 große Avocados
- 1 Packung Krabben
- 2 EL Mayonnaise
- 2 EL Soure Cream
- Etwas Zitronensaft, Dill und Paprikagewürz

1. Geben Sie die Krabben, die Mayonnaise und die Soure Cream in eine Schüssel und rühren Sie alles gut durch. Anschließen geben Sie einige Spritzer Zitronensaft und die Gewürze zu und rühren alle Zutaten durch. Danach zum Ruhen 10 Minuten in den Kühlschrank stellen.
2. Schneiden Sie die Avocados mit einem Messer in der Mitte der Länge nach durch und halbieren Sie die Frucht. Danach entfernen Sie den Kern.
3. In die Aussparung in der sich der Kern befand, geben Sie nun die leckere Krabbenmarinade.

Mediterraner Spinatauflauf

für 6 Portionen

- 2 Pfund frischen Babyspinat
- 5 EL Butter
- 3EL Oliveöl
- 3 gehackte Knoblauchzehen
- 1 EL italienische Gewürze
- ¾ TL Salz
- 1 Tasse geriebener Parmesan

1. Heizen Sie den Ofen auf 400 Grad (oder die höchste Temperatur) vor.
2. Bringen Sie in einem Topf fünf Tassen Wasser zum Kochen und fügen Sie den Spinat für ca. eine Minute zu. Dann herausnehmen und gut abtropfen lassen.
3. In einer Pfanne Öl und Butter erhitzen und die italienischen Gewürze und den Knoblauch anbraten und mit Salz abschmecken. Für ca. 1 bis 2 Minuten kochen lassen, bis der Knoblauch weich ist.
4. Geben Sie die Knoblauchmischung in eine Auflaufform und verteilen Sie die ölige Mischung auch an den Rändern der Form. Geben Sie nun den Spinat hinzu und bestreuen Sie den Spinat mit dem geriebenen Parmesan.
5. Nun ab damit in den Ofen für ca. 10 bis 15 Minuten.

Schokopudding

für 4 Gläser:

- 250 ml Kokosmilch
- 250 ml Milch
- 50 g Xucker (Premium)
- 2 Eier (Größe L)
- 3 EL Kakaopulver
- 1 TL Johannisbrotkernmehl (gehäuft)

1. Zuerst erhitzen Sie die Kokosmilch leicht, damit sie flüssig und homogen wird.
2. Das Johannisbrotkernmehl rühren Sie bitte gleichmäßig in 150 ml Kokosmilch mit einen Schneebesen ein, so dass es nicht klumpt (Das Johannisbrotkernmehl dabei am besten durch ein Sieb streichen). Falls es doch klumpt, zerdrücken Sie die Klümpchen mit einem Esslöffel.
3. Die zwei Eier schlagen Sie auf und rühren diese mit in die Masse ein.

4. Das Ganze schlagen Sie nun mit einem Schneebesen schaumig und rühren anschließend den Backkakao ein.
5. In einem zweiten Topf kochen Sie die Milch und die restliche Kokosmilch mit dem Xucker auf.
6. Wenn die Milch hoch kocht, rühren Sie die Schokomasse mit einem Schneebesen ein und unter ständigem Rühren lassen Sie es nochmals kurz aufkochen, bis die Masse leicht eindickt.
7. Nehmen Sie Den Topf vom Herd und füllen Sie den Schokopudding in vier kleine Gläser und lassen Sie diesen auskühlen.

Putenspieß mit Erdnuss-Sauce

für 2 Portionen:

- 2 dünne Putenschnitzel
- 1 kleine Zwiebel
- 3 EL Öl
- 1 Knoblauchzehe
- 1 TL Currypulver (gehäuft)
- 100 ml ungesüßte Kokosmilch
- 2 EL Sojasauce
- 75 g Erdnusscreme
- 2 TL abgeriebene Limettenschale (unbehandelt)
- 1 EL Limettensaft
- Salz
- Cayennepfeffer

1. Würfeln Sie als erstes die Zwiebel fein.
2. In einer Pfanne erhitzen Sie als nächstes 1 EL Öl und dünsten die Zwiebeln darin glasig an. Pressen Sie nun die Knoblauchzehe aus und dünsten Sie diese mit an.
3. Geben Sie das Currypulver, Kokosmilch, 5 EL Wasser und Sojasauce dazu und lassen Sie alles aufkochen.
4. Als nächstes fügen Sie die Erdnusscreme, Limettenschale und Limettensaft zu, schmecken es mit Cayennepfeffer pikant ab und stellen Sie die Sauce beiseite.
5. Klopfen Sie nun die Putenschnitzel zwischen einer Frischhaltefolie flach und halbieren Sie diese längs und quer.
6. Stecken Sie je 1 Fleischstreifen ziehharmonikaartig auf 1 Holzspieß und würzen Sie diesen rundherum mit Salz und Cayennepfeffer.
7. Braten Sie jetzt in 1-2 EL heißem Öl die Spieße auf jeder Seite 3 Min. an.
8. Erhitzen Sie die Sauce erneut und servieren Sie diese zu den Spießen.

Regensburger Würstchen mit Kohlrabi

für 2-3 Portionen:

- 1 kg Kohlrabi
- 100 ml Gemüsebrühe
- 100 ml Sahne
- 2 EL Butterschmalz
- Guakernmehl zum Andicken
- 1 Regensburger Würstchen
- Salz
- Muskatnuss
- Petersilie

1. Zuerst schälen Sie bitte den Kohlrabi, waschen und lassen Sie ihn gut abtropfen.
2. Danach schneiden Sie ihn in dünne Scheiben.
3. Den Butterschmalz zerlassen Sie in einem Topf und dünsten die Kohlrabischeiben darin unter Rühren an.
4. Löschen Sie es mit der Gemüsebrühe ab und bei schwacher Hitze lassen Sie alles 15 Minuten mit Deckel gar kochen.
5. Bitte rühren Sie es gelegentlich um.

6. Fügen Sie die Sahne nach der Garzeit hinzufügen und lassen Sie das Ganze mit wenig Guakernmehl andicken.
7. Nun würzen Sie es mit Salz und Muskatnuss und rühren die gehackte Petersilie unter.
8. Spülen Sie die Regensburger Würstchen bitte kalt ab, trocken tupfen und geben Sie diese mit Haut zum Kohlrabi.
9. Sobald diese erwärmt sind, nehmen Sie sie heraus, pellen und schneiden Sie die Würste in Scheiben. Richten Sie den Kohlrabi an und geben Sie die Würstchenscheiben darauf.

Thailändische Dorade

für 2 Portionen:

- 1 Stück küchenfertige Dorade
- 1/2 Bund Koriander
- 1 Limette
- 1 Schalotte
- 2 Zehen Knoblauch
- 1 Stück rote Chilischoten
- 1 Stück grüne Chilischoten
- 1 EL Fischsoße (Asia-Laden)
- 3 EL helle Sojasoße
- 1 EL süßen Sherry
- 2 EL geröstetes Sesamöl
- 1 rote Paprika
- 1 grüne Paprika
- 300 g Sojasprossen
- 3 EL Öl

1. Erst spülen Sie den Fisch ab und tupfen ihn trocken.
2. Die Hälfte des Korianders füllen Sie als nächstes in die Bauchhöhle.
3. Pressen Sie nun eine Limette aus, beträufeln Sie den Fisch damit und stellen ihn kalt.
4. Danach schälen Sie die Schalotten und den Knoblauch.
5. Die Chili waschen Sie bitte, entkernen und pürieren Sie diese mit den Schalotten und dem Knoblauch. Mischen Sie alles mit der Fischsoße, der Hälfte der Sojasoße, Sherry und Sesamöl und pinseln Sie den Fisch damit ein.
6. Anschließend legen Sie ihn auf ein mit Alufolie belegtes Blech und lassen den Fisch
7. im Backofen 35-40 Minuten garen (E-Herd: 180 °C, Gas: Stufe 2, Umluft: 160°C).
8. Währenddessen waschen und putzen Sie die Paprika und schneiden diese in Streifen.
9. Hacken Sie den übrigen Koriander, waschen Sie die Sojasprossen und lassen Sie diese abtropfen.
10. Erhitzen Sie nun zwei Drittel des Öls, dünsten Sie die Paprika und Sprossen darin ca. 10 Minuten an und mischen Sie den restlichen Koriander unter.
11. Verrühren Sie das übrige Öl mit der restlichen Sojasoße.
12. Richten Sie nun das Gemüse auf einer Platte zusammen mit dem Fisch an und servieren Sie die Sojasoßenmischung dazu.

Chicken-Wrap

für einen Wrap:

- 1 Blatt Romana-Salat
- 50 g Hühnerbrust
- 10 g Mayonnaise
- 20 g Krautsalat
- 1 Tomate
- Salz und Pfeffer

1. Schneiden Sie das Hühnerfleisch in feine Würfel.
2. Geben Sie etwas Öl in eine Pfanne und braten Sie darin das Huhn kräftig an.
3. Legen Sie zuerst je zwei Salatblätter aufeinander und bestreichen Sie diese dünn mit Mayonnaise.
4. Schneiden Sie die Tomaten in kleine Würfel.
5. Geben Sie die angebratenen Hühnerbrustwürfel, den Krautsalat sowie die Tomaten in die Mitte der Salatblätter.
6. Nun salzen und pfeffern Sie alles nach Belieben und rollen es zu einem Wrap zusammen.

Fingerfood mit Hackfleisch

für 2 Portionen:

- 2 längliche mittelgroße Romana-Salate in einzelne Blätter zerteilt
- 250 g gemischtes Hackfleisch
- 100 g knackige frische Bohnensprossen
- 1 rote Paprika in dünne Streifen geschnitten
- 1 Bund Frühlingszwiebel in Ringen
- 2 kleine Karotten in Streifen geschnitten
- 4 braune Champignons blättrig geschnitten
- für die Würzmarinade
- 1 EL dunkle Sojasoße
- 3 EL helle Sojasoße
- 1 TL Sambal-Oelek
- 1 TL gepresster Knoblauch
- 1 TL geriebener frischer Ingwer
- Kokosöl

1. Mischen Sie zuerst alle Bestandteile der Würzmarinade.
2. Erwärmen Sie etwas Kokosöl im Wok / Topf und braten Sie das Hackfleisch krümelig an.
3. Wenn das Hackfleisch gar ist, geben Sie die Karotten, Paprika und Pilze dazu und braten alles weitere 3-4 Minuten an.
4. Fügen Sie als nächstes die Bohnensprossen hinzu und braten Sie weitere 2 Minuten unter Rühren.
5. Anschließend geben Sie die Würzmarinade dazu und mischen alles gut durch.
6. Zum Schluss heben Sie noch die Frühlingszwiebel unter und füllen alles in die vorbereiteten Salatblätter.

Detox Fatburner

Impressum:

Katharina Kimmich

20 Rue Vauban

2663 Luxembourg

Luxembourg

11090414R00064

Printed in Germany
by Amazon Distribution
GmbH, Leipzig